CH. CAMPARDON

GUIDE DE THERAPEUTIQUE AUX EAUX MINÉRALES ET AUX BAINS DE MER

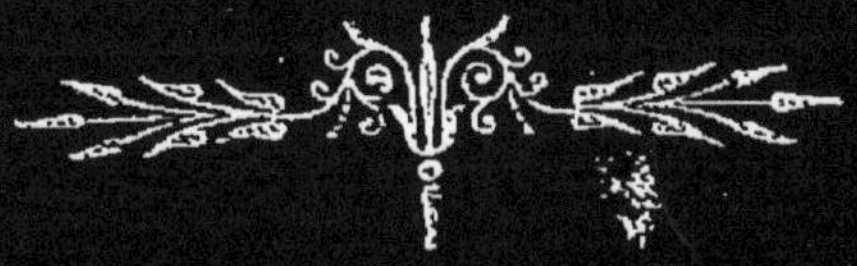

GUIDE DE THÉRAPEUTIQUE

AUX

EAUX MINÉRALES

ET AUX BAINS DE MER

BIBLIOTHÈQUE DE L'ÉLÈVE ET DU PRATICIEN

Collection publiée dans le format in-18 jésus. Cartonnage diamant, tranches rouges

---

OUVRAGES PARUS DANS CETTE COLLECTION

Manuel pratique de Laryngoscopie et de Laryngologie, par le Dr G. POYET, ancien interne des hôpitaux de Paris. 1 vol. de 400 pages avec 30 figures dans le texte et 24 dessins chromolithographique hors texte. Prix.. 7 fr. 50

Manuel de Dissection des Régions et des Nerfs, par Charles AUFFRET, professeur d'Anatomie et de Physiologie à l'École de Médecine navale de Brest. 1 vol. de 471 pages, avec 60 figures originales dans le texte exécutées pour la plupart d'après les préparations de l'auteur. Prix.. 7 fr. »

Histoire de la Médecine, d'Hippocrate à Broussais et ses successeurs, par J. M. GUARDIA. 1 vol. de 600 pages. Prix.. 7 fr. »

Traité pratique de Massage et de Gymnastique médicale, par le Dr J. SCHREIBER, ancien professeur libre à l'Université de Vienne, membre des Sociétés d'Hygiène et d'Hydrologie de Paris. 1 vol. de 350 pages avec 117 figures dans le texte. Prix.. 7 fr. »

Manuel pratique de Médecine mentale, par le Dr F. REGIS, ancien chef de Clinique de la Faculté de Médecine de Paris à Saint-Anne, précédé d'une préface de B. BALL, professeur de Clinique mentale à la Faculté de Médecine de Paris. 1 vol. de près de 600 pages avec planches. Prix.. 7 fr. »

Hygiène de la vue, par le Dr G. SOUS (de Bordeaux). 1 vol. de 360 pages avec 67 figures. Prix.. 6 fr. »

Manuel clinique de l'analyse des urines, par P. YVON, pharmacien de 1re classe, ancien interne des hôpitaux de Paris. 2e édition, revue et augmentée. 1 vol. de 320 pages, avec 37 figures dans le texte et 4 planches hors texte. Prix.. 6 fr. »

Manuel pratique des Maladies de la Peau, par le Dr F. BERLIOZ, professeur à l'École de Médecine de Grenoble, 1 vol. de 500 pages. Prix.. 6 fr. »

Manuel pratique des Maladies de l'Oreille, par le Dr P. GUERDER. 1 vol. de 320 pages. Prix.. 5 fr. »

Des Vers chez les enfants et des Maladies Vermineuses, par le Dr Élie GOUBERT. Ouvrage couronné (médaille d'or) par la Société protectrice de l'Enfance 1 vol. de 180 pages, avec 60 figures dans le texte. Prix.. 4 fr. »

Manuel d'Ophtalmoscopie, par le Dr LANDOLT directeur du laboratoire d'ophtalmologie à la Sorbonne. 1 vol. avec figures dans le texte. Prix.. 3 fr. 50

Manuel d'Hygiène et d'Éducation de la première Enfance, par le Dr A. BOURGEOIS, médecin-major de la Garde républicaine. 1 vol. de 170 pages. Prix.. 3 fr. »

BOURLOTON. — Imprimeries réunies, B.

GUIDE DE THÉRAPEUTIQUE

AUX

EAUX MINÉRALES

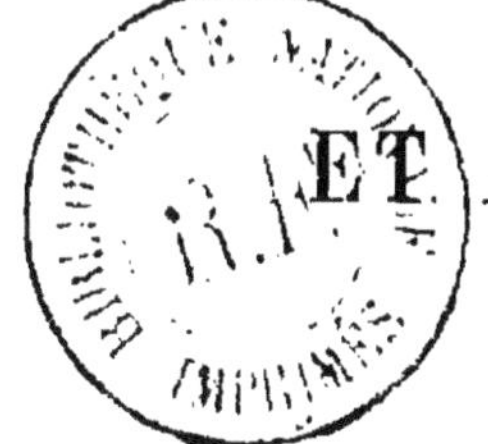

ET AUX BAINS DE MER

PAR

Le Dr CH. CAMPARDON

AVEC PRÉFACE

DU Dr DUJARDIN-BEAUMETZ
Médecin de l'hôpital Cochin
Membre de l'Académie de médecine, etc., etc.

PARIS
OCTAVE DOIN, ÉDITEUR
8, PLACE DE L'ODÉON, 8
1884

PRÉFACE

L'histoire de ce guide de thérapeutique aux eaux minérales est des plus simples. Je voulais pour mon dictionnaire de thérapeutique un article essentiellement pratique et clinique sur les eaux minérales et je désirais que cet article fût écrit non pas par un médecin attaché à un établissement thermal, auquel on aurait pu reprocher sa partialité, mais par un médecin praticien qui, profitant de ses loisirs, avait visité nos différentes stations. Le Dr Campardon, dont je connaissais le savoir et le bon sens clinique, me paraissant remplir toutes les conditions requises, je le priai de vouloir bien se charger de cet article important; il accepta avec empressement ma proposition et c'est ce travail qui a été publié dans l'un des derniers fascicules du dictionnaire de thérapeutique.

Ce travail m'a paru excellent; j'ai cru qu'il méritait de sortir de l'oubli immérité dans lequel on laisse bien des articles de dictionnaire et qu'il était digne d'être publié sous la forme actuelle. Aussi, suivant mes conseils, l'auteur a-t-il complété son œuvre en l'agrandissant et en y ajoutant la *Médication saline* dont la thérapeutique obtient souvent d'heureux résultats.

L'importance du traitement thermal est devenue à notre époque de plus en plus prépondérante et cela résulte de bien des circonstances : d'abord des facilités des communications qui ont rendu les voyages si commodes et si rapides, puis du besoin de déplacement qui fait que nos grandes villes, et en particulier Paris, se dépeuplent durant quelques mois de l'année, enfin surtout, par la connaissance plus raisonnée, plus médicale, plus scientifique des immenses avantages de la médication thermale.

Ces avantages sont indiscutables et il suffit d'avoir quelque expérience de la médecine pour apprécier, à sa juste valeur, le bénéfice des eaux thermales. Notre pays d'ailleurs est merveilleusement doué à cet égard et il est difficile de trouver dans une autre région une gamme aussi riche et aussi variée des agents de la médication hydro-thermale.

Malgré cette richesse et peut-être à cause d'elle, le médecin est souvent dans un sérieux embarras pour préciser d'une façon certaine la station qui, dans un cas donné, pourra fournir le *summum* d'effets utiles et cet embarras résulte surtout de ce que l'on a étendu à un nombre trop considérable de maladies l'action favorable de chacune des stations thermales ; si bien que, pour remplir une indication thérapeutique précise, le choix est devenu difficile. Le travail du Dr Campardon aura ce grand avantage, qu'il a signalé d'une façon aussi pratique que possible les indications de chacune des eaux et à cet égard le titre de *Guide de thérapeutique* que l'on a adopté, me paraît absolument justifié.

A coup sûr, il ne faut pas s'attendre à trouver ici un travail complet sur les eaux minérales. Destiné, dans notre dictionnaire, à embrasser dans leur ensemble les effets médicamenteux et thérapeutiques des eaux minérales, cet article laissait dans l'ombre l'histoire complète de chacune des stations thermales que l'on trouve exposée longuement à leur place alphabétique dans l'ouvrage. Mais, grâce aux nombreuses additions que le Dr Campardon a faites à ce premier travail, ce guide constitue une œuvre à peu près complète qui, par le résumé fidèle qu'il renferme des indications des différentes stations, est appelé à rendre de réels services, et c'est pourquoi je me permets d'appeler sur lui l'attention du public médical.

DUJARDIN-BEAUMETZ.

Paris, juin 1884.

GUIDE DE THÉRAPEUTIQUE

AUX

EAUX MINÉRALES

ET AUX BAINS DE MER

PREMIÈRE PARTIE

§ Ier. — GÉNÉRALITÉS. — DÉFINITIONS

On désigne sous le nom d'eau minérale, toute eau qui, à sa sortie de terre, possède des propriétés physiologiques sur l'homme et sur l'animal sains, et des propriétés thérapeutiques applicables à l'homme et à l'animal malades.

L'utilité des eaux minérales n'est plus à prouver, et les observations qui se produisent de toutes parts, les communications qui ont lieu dans le sein des sociétés savantes, imposent leur emploi à l'esprit le plus récalcitrant. Les médecins praticiens sont, du reste, convaincus qu'ils seraient bien souvent impuissants en face des maladies chroniques, s'ils n'avaient à leur disposition les eaux minérales.

On objectait qu'autrefois nos pères guérissaient sans

eaux minérales, et que, par conséquent, leurs enfants pouvaient, eux aussi, s'en passer. Nous ne perdrons pas une ligne à réfuter cette objection, car l'usage des eaux est connu de toute antiquité. D'autres prétendent que ce qui agit sur le malade envoyé à une station thermale, c'est que, éloigné de ses affaires, n'ayant plus de soucis, respirant un air vif et pur, il peut se reposer de ses fatigues habituelles.

Oui, certainement, le changement d'air, la distraction, l'exercice régulier, l'influence des milieux sont de grands auxiliaires du traitement thermal, mais si ces auxiliaires en constituaient seuls la puissance réelle et active, comment expliquer les effets incontestables produits par les eaux transportées? et de plus, s'imagine-t-on qu'il suffit de se déplacer pour que les préoccupations des affaires, les chagrins, les noirs soucis (*atra cura* du poète) s'évanouissent du jour au lendemain?

Il y a environ vingt-huit ans, le professeur Bouillaud, à la fin de ses leçons cliniques sur les maladies de l'axe cérébro-spinal, faisait remarquer à ses élèves qu'il venait de leur décrire les lésions anatomo-pathologiques d'une grande partie de ces maladies, et que, s'il avait passé sous silence les lésions anatomiques de quelques autres, cela ne voulait pas dire que ces lésions n'existassent pas, mais cela tenait à l'imperfection de nos moyens d'investigation, qui n'avait pas permis de les découvrir.

En effet, quelques années plus tard, les travaux des Luys, des Charcot, des Vulpian, nous prouvaient la vérité des affirmations du maître.

En appliquant ces paroles aux eaux minérales, nous pouvons dire que si l'analyse ne nous démontre pas la ou les causes actives de telles ou telles sources, ces causes n'en existent pas moins, mais que nos instruments ont été jusqu'à présent trop imparfaits pour les découvrir. Dans ces dernières années, grâce à des procédés d'analyse plus exacts, à des investigations plus minutieuses, on a pu trouver et doser dans l'eau de certaines sources dont les effets ne s'expliquaient pas jusque-là, l'arsenic, la lithine, le mercure, etc.

C'est à la tradition parlée, c'est à la tradition écrite que nous devons la connaissance des eaux. Attirés par le bouillonnement de l'eau, par sa chaleur, par les bulles de gaz qui éclatent à sa surface, par l'odeur qui s'exhale de certaines sources, par la couleur ocracée ou jaune que laisse, sur les pierres qui lui servent de lit, l'eau d'autres sources, les malades qui, après avoir fait usage de ces eaux, se trouvaient guéris, en attirèrent d'autres, puis la légende se fit. De nos jours encore, ne voit-on pas chaque année s'imposer l'usage de sources inconnues hier, non analysées et dont les vertus curatives n'ont d'autre preuve que les racontars et les bavardages de voisin à voisin.

Le Romain qui, tous les matins, fait sa provision d'*acqua acetosa*, le Napolitain qui envoie chercher son eau à Santa Lucia, connaissent-ils l'analyse de cette eau qui leur plaît? se doutent-ils même de ce qu'est une analyse chimique ? Le père buvait son eau minérale ainsi qu'on la buvait avant lui dans sa famille, parce qu'on la croyait utile à la santé : il fera comme son père, et son fils fera comme lui.

C'est plus tard seulement que sont venus les travaux scientifiques qui, mettant de l'ordre dans tous les faits apportés de toutes parts par la tradition, les ont vérifiés, les ont groupés et ont permis d'asseoir ainsi les bases d'une science sérieuse et utile.

Quant à la tradition écrite, muette pendant les siècles d'ignorance, ne s'est-elle pas révélée à nous dès que la force brutale a cessé d'être l'ultima ratio des nations ? Les vieux manuscrits, les médailles, les pierres votives sont venues confirmer l'utilité de ces sources, que les Barbares avaient cru détruire, comme ils ont fait, du reste, de tout ce qui était beau et utile, en les comblant avec les débris des temples élevés par la reconnaissance des Romains pour apprendre aux siècles à venir leurs vertus curatives.

L'instinct des animaux a su leur faire trouver les sources qui peuvent les soulager : l'art vétérinaire sait utiliser les eaux minérales. Les étalons que le haras de Tarbes expédie à Cauterets, les chiens de chasse que l'on envoie à Bourbon-l'Archambault pour les guérir de leurs rhumatismes, les animaux guéris au Mont-Dore d'affections chroniques des voies respiratoires, en sont une preuve.

Choix de la station. — Lorsque le diagnostic est bien établi, avant de choisir définitivement une station, il faut tenir compte de l'altitude de cette station, et ensuite de l'état général du malade.

Un rhumatisant est envoyé à des eaux sulfureuses qui seront utiles en même temps à son catarrhe bronchique. Altitude : 900 mètres. Il se trouve bien du traitement, non seulement pour ses rhumatismes, mais aussi pour sa bronchite; cependant sa respiration devient de plus en plus haletante, il étouffe; c'est que, comme il est emphysémateux, l'air est trop léger pour lui. Les emphysémateux ont besoin d'une certaine pression atmosphérique; envoyez-le à une station sulfureuse similaire, mais dont l'altitude ne sera que de 200 ou de 300 mètres, et la suffocation disparaîtra.

La plus grande partie des malades, surtout dans les grandes villes, peut se diviser en deux classes : les excités et les déprimés.

Aux excités (névrosiques, névropathes) les climats doux, les eaux sédatives.

Aux déprimés, les eaux excitantes et fortifiantes.

La connaissance de l'un de ces deux états contribuera puissamment au choix de la station et au résultat de la cure.

Comment agissent les eaux minérales. — Elles agissent, les unes par leur thermalité (Néris, Aix), les autres par les gaz, les sels qu'elles contiennent et l'électricité qu'elles dégagent; d'autres encore, dont il est impossible d'expliquer actuellement l'action, n'en sont pas moins curatives et leurs effets connus et certains. Ces effets sont multiples et s'adressent à toute l'économie.

Le docteur Aronssohn a résumé d'une façon très claire ces effets, et les a rangés dans les quatre classes suivantes.

I. Action dynamique qui se subdivise en :

A. Stimulante :

a, sur l'organe cutané par la thermalité, les sels alcalins, le gaz hydrogène sulfuré;

b, sur le système nerveux en général, et sur l'axe cérébro-spinal en particulier, par la chaleur, l'acide carbonique et l'impulsion des douches;

c, sur l'organe central de la circulation, par la chaleur et le fer;

d, sur l'estomac, par les carbonates sodiques et ferreux;

e, sur les reins, par les sels de soude et de chaux;

f, sur l'utérus, par le fer et l'impulsion des douches ascendantes;

B. Sédative du système nerveux et de l'organe cutané, par les eaux moins chargées de principes salins et contenant une substance azotée;

II. Action altérante, modifiant la composition des

liquides, soit en diluant les principes qui s'y trouvent en solution, soit en augmentant certains d'entre eux ou bien en en introduisant de nouveaux : de là l'action :

A. Diluante :

a, du sang ;

b, de la bile ;

c, des urines, par l'introduction de l'eau dans le système circulatoire.

B. Reconstituante du sang, par le fer.

C. Spécifique :

a, sur le système glanduleux, par l'iode, le brome et les chlorures alcalins ;

b, sur l'organe cutané, par l'hydrogène sulfuré et l'acide arsénieux.

III. Action éliminante, en expulsant les principes nuisibles de nos humeurs par les émonctoires naturels suivants :

a, l'organe cutané, par l'eau et la chaleur ;

b, les intestins, par le sulfate de magnésie et le chlorure de sodium ;

c, les reins, par l'eau et les carbonates de soude et de chaux.

IV. Action révulsive, en agissant d'une manière active sur un organe éloigné du siège de la maladie, sur les intestins par exemple, dans les affections du cerveau et du foie.

Soins et précautions à prendre avant, pendant et après la cure. — Au siècle dernier, et encore au commencement de celui-ci, il était d'usage que le malade qui allait faire une cure aux stations thermales s'y préparât d'une façon sérieuse.

Avant de laisser prendre les eaux, on pratiquait souvent chez les pléthoriques, une ou même deux petites saignées préparatoires. D'autres malades étaient purgés coup sur coup, ou faisaient usage de nombreuses tisanes dépuratives, rafraîchissantes, dont l'emploi était parfaitement réglé.

Sans tomber dans l'exagération, on doit prescrire certaines précautions indispensables pour que la cure soit bien faite et profite au malade. Nous demandons au sujet de quitter peu à peu ses occupations une quinzaine de jours avant son départ; s'il y a embarras gastrique, nous le purgeons; les dyspeptiques se trouvent bien de revenir à la noix vomique, aux amers et aux toniques. Aux congestionnés qui vont se diriger vers une station purgative, nous prescrivons une application de sangsues à l'anus. Il est prudent aussi de faire prendre au malade, à titre d'essai, trois semaines avant de partir, l'eau transportée de la source prescrite. Si cette eau ne passe pas, il faut en chercher une autre similaire.

Un exemple entre cent : Une dame névropathe, dyspeptique, que nous dirigions vers une station du centre, fut mise par nous à l'usage de l'eau transportée de cette station : au bout de huit jours, diarrhée et nausées. Nous voulûmes changer la station, mais cette dame qui comptait y retrouver des amis, partit sans nous revoir. Quelques jours après, elle revenait chez elle, ayant vu les mêmes accidents reparaître (diarrhée, nausées et même vomissements). Ces eaux avaient été ordonnées par un de nos consultants les plus célèbres et par nous-même. Trois semaines plus tard, elle repartait après essai préalable de l'eau transportée, pour une station à peine minéralisée, sur les bords d'un lac, et dont le climat est éminemment sédatif. Les effets heureux de cette cure furent durables, et la santé générale fut satisfaisante pendant l'hiver suivant.

Si les malades n'ont pu se reposer avant leur départ, et que la station minérale soit éloignée, nous leur conseillons de ne faire la route qu'en deux ou trois étapes, surtout aux jeunes femmes et aux hommes fatigués, qui ne veulent quitter leurs occupations que pour monter en wagon. Les enfants supportent bien le voyage la nuit : ils dorment là où on les pose. Il n'en est pas ainsi de certains névropathes, qui ne peuvent passer la nuit en chemin de fer, sans être malades pendant deux ou trois jours. Pour ceux-là, le voyage de jour et par étapes est de rigueur.

Pendant la cure. — On ne doit pas prendre les eaux le jour même de son arrivée; il est nécessaire de consacrer deux jours au repos, à l'installation. Le malade doit porter au médecin de la station une lettre de son médecin habituel, qui seul a qualité pour mettre brièvement son confrère au courant de ses antécédents et de sa maladie actuelle. Guidé par cette lettre, le médecin hydrologue prescrira le traitement avec plus d'autorité et de précision. Le médecin habituel doit toujours refuser au malade de lui tracer d'avance le traitement qu'il lui faudra suivre aux eaux; il ne peut pas, de son cabinet, diriger une cure et prévoir les mille incidents qui peuvent survenir. Ce sont ces considérations qui nous ont empêché d'indiquer à chaque station le *modus utendi* des eaux (nombre de verres à prendre, bains, douches, etc.,) ne voulant pas empiéter sur les attributions des médecins des eaux, et préjuger des questions que, seuls, ils sont à même de bien connaître suivant les circonstances.

Durée de la cure. — La cure doit durer le temps nécessaire pour que l'eau minérale produise tous ses effets. On ne saurait trop blâmer cette habitude de fixer à vingt et un jours la durée du séjour à la station thermale.

Si les uns supportent bien le traitement dès le début, d'autres le supportent difficilement, souvent même péniblement; des accidents surviennent, qui forcent à interrompre pour un moment l'usage des eaux minérales (la poussée, la diarrhée, etc., etc.). Quelques malades doivent perdre huit et même quinze jours en tâtonnements indispensables; les femmes sont arrêtées dans leur cure par des raisons physiologiques; on voit donc qu'il est impossible d'assigner d'avance une durée fixe au traitement hydrominéral. Le retour est subordonné à l'avis du médecin, qui règle sa prescription d'après l'effet produit.

On devra emporter avec soi des vêtements chauds en laine, des manteaux, car, si les journées sont souvent suffocantes, l'air est frais et souvent froid le matin et le soir. Les chaussures seront fortes et chaudes, et l'on se munira de bas de laine, car dans beaucoup de villes d'eaux, très mal entretenues, les rues deviennent impraticables à la moindre averse. On doit s'élever contre la négligence des baigneurs et contre leur oubli presque constant des règles élémentaires de l'hygiène : les accidents qui surviennent sont, la plupart du temps, causés par leur imprudence. Ne voit-on pas constamment, dans les stations thermales situées en pleine montagne où les soirées sont froides, des jeunes filles dont la poitrine délicate demande des soins incessants, sortir le soir par tous les temps, pour accompagner leurs parents au Casino ou au théâtre, et rentrer à l'hôtel mouillées et grelottantes?

Souvent un baigneur dirigé vers une ville d'eaux, croit avoir absolument la même maladie que ses voisins; il s'arrange pour lui-même, d'après leurs prescriptions, un petit traitement qu'il suit bien plus fidèlement que s'il lui avait été régulièrement ordonné par le médecin. Au bout de peu de jours, les accidents arrivent et il en accuse *naturellement* les eaux et le médecin qui l'y a envoyé.

Dans les stations peu minéralisées surtout, les malades croient pouvoir boire un grand nombre de verres d'eau impunément; aussi en résulte-t-il souvent des indigestions d'eau, qui causent au patient de cruelles souffrances. Un diabétique vient demander à son médecin habituel s'il ne pourrait pas aller à telle station. L'été venu, il part, déchire la lettre qui le recommande à l'inspecteur des eaux, et, déclarant que ces eaux ne contiennent rien (il est chimiste), il commence par dix verres par jour et arrive rapidement à vingt-cinq. Une gastro-entérite se déclare et le malade est à deux doigts de sa perte.

Un jeune sculpteur de talent entend dire par son médecin que les eaux sulfureuses fortes de telle station produisent de bons effets dans le catarrhe des bronches : il part pour cette station, et dès son arrivée, se met à goûter les sources les unes après les autres sans consulter personne. Le quatrième jour, une hématémèse se déclare; elle n'est arrêtée que difficilement; depuis cette époque, la santé de ce jeune homme reste des plus chancelantes.

Ces exemples suffiront pour démontrer aux incrédules l'efficacité des eaux minérales qui constituent, en thérapeutique, un agent si puissant.

Le malade, loin de chez lui, trouve à l'hôtel une nourriture trop succulente et le plus souvent peu en rapport avec les exigences de son régime. A Carlsbad, il y a quinze ans, le médecin rayait, sur une liste préparée d'avance par l'hôtelier, les mets qui devaient être exclus de l'alimentation de son malade, et rien ne pouvait faire enfreindre cette défense. Sans se montrer aussi rigides, les hôteliers ne pourraient-ils pas, guidés par les médecins, donner aux malades une alimentation plus en rapport avec leur situation? En effet, ne voit-on pas, à table d'hôte, le baby prendre la même nourriture que le vieillard goutteux, le scrofuleux soumis au même régime que l'arthritique, l'enfant manger les mêmes mets que l'homme fait, dont l'estomac blasé a besoin d'excitants pour digérer?

Nous ne voyons aucun mal à ce que les malades prennent de la distraction, de l'exercice; mais nous blâmons absolument ces excursions, où l'on reste à mulet ou à cheval toute une journée, et d'où l'on rentre dans un état de fatigue extrême, qui laisse le malade, le lendemain, tout courbaturé et peu disposé à reprendre son traitement.

Un des accidents qui se présentent le plus fréquemment au début d'une cure, est la diarrhée : diminuer le nombre des verres est la première indication; puis, si elle ne cesse pas, ou si elle reparaît à la reprise des eaux, on devra prendre des astringents végétaux avant chaque verre, la ratanhia ou mieux la salicaire (Lythrum salicaria), une pilule de 0,10 centigrammes de poudre et d'extrait avant les repas.

La constipation persistante sera combattue par la magnésie ou le sulfate de soude, ajouté au premier verre d'eau du matin, pourvu que les eaux soient des bicarbonatées ou des chlorurées. Le soir, en se couchant, on peut prendre un verre d'eau de Montmirail (source verte).

Il est quelquefois nécessaire pour compléter les indications, après une première cure à une station donnée, de diriger le malade sur une seconde station où il fera une saison complémentaire.

Ainsi, après une saison à Aix-les-Bains, les rhumatisants affaiblis, ayant des tendances à l'excitation, seront dirigés sur Evian.

Après l'usage des eaux de Saint-Honoré, le sujet

arthritique, atteint de catarrhe chronique des bronches, se trouvera bien, surtout s'il est névropathe, d'un séjour de deux ou trois semaines à Royat.

Les lymphatiques, les scrofuleuses, soignées à Cauterets pour une métrite chronique, et présentant à la suite de ce traitement un certain degré d'excitabilité, retireront les plus grands avantages d'une saison complémentaire à La Bourboule.

Les diabétiques ne pourront pas mieux confirmer l'amélioration obtenue dans leur état à La Bourboule, à Vichy ou à Carlsbad, que par un séjour plus ou moins prolongé aux bords de la mer.

Ces exemples pourraient être multipliés à l'infini.

Après la cure. — La saison terminée, le malade reprend sa vie ordinaire sans se préoccuper du traitement qu'il vient de suivre. Dans les mêmes conditions, les médecins allemands recommandent à leurs malades de faire un petit voyage avant de rentrer chez eux; on ne peut que les approuver. Si les malades se dirigent vers la mer, ils devront ne pas prendre de bains, et se contenter de respirer l'air salin.

On ne doit reprendre que peu à peu ses occupations, éviter la fatigue, s'observer dans son régime, afin que les eaux se digèrent complètement. Jean de la Rouvière, médecin du Roy, etc., dans « *Régimes des eaux de Forges,* 1699 », disait : « Il est nécessaire d'éviter toute application pénible, l'excès du vin et l'usage des viandes indigestes. »

Souvent, une semaine après son retour, le malade sent un léger malaise, il y a un peu d'embarras gastrique, les digestions sont pénibles : une purgation dissipera tous ces symptômes. Puis, l'effet des eaux se montrera lorsque les combustions profondes seront achevées; le mieux se prononcera de la cinquième à la sixième semaine.

C'est à ce moment qu'il serait bon de recommencer à domicile, l'usage de l'eau minérale, absolument interrompu depuis le départ de la station. Les eaux sulfureuses, les eaux bitumineuses seront reprises matin et soir dans du lait. Les autres eaux seront prises à la dose d'un verre matin et soir, et serviront à couper le vin si elles peuvent être bues aux repas.

La cure se fait du 15 mai au 15 septembre; dans certaines stations elle peut se prolonger jusqu'au 1er octobre, mais cela dépend du temps.

Autrefois, en Espagne et en Italie, on allait aux eaux minérales en mai et juin, puis en septembre; on ne prenait pas les eaux pendant les deux mois les plus chauds de l'année. En France, au contraire, les baigneurs affluent en juin, juillet et août, et ceux de mai et de septembre sont des habitants du pays qui viennent prendre les eaux une fois les étrangers partis ou avant leur arrivée.

Gubler (*traitement hydriatique des maladies chroniques*, Paris, 1874) a démontré avec raison que bien des stations pourraient être indiquées, grâce à leur situation géographique, à leur altitude, avec profit en dehors de la saison officielle.

D'après Pidoux, la seconde quinzaine de juin et la première moitié de septembre offrent souvent des conditions plus favorables que celles des parties les plus chaudes de l'année, à Cauterets, au Mont-Dore, aux Eaux-Bonnes.

A Pougues, Néris, Evaux, Bourbon-l'Archambault, Bourbon-Lancy, Vichy, Aix-les-Bains, Marlioz, la cure serait plus agréable, plus fructueuse en mai et septembre qu'en juin, juillet et août.

Dans le Midi : Est; Montmirail, Aix (Bouches-du-Rhône), Digne, Gréoulx. Pour les Pyrénées, ouest : Bagnères-de-Bigorre, Dax, Salies en Béarn, Saint-Christau, Cambo, Biarritz et sa source ferrugineuse, devraient être complètement abandonnées en juillet et août. La cure dans les mois de mai, juin, septembre, et même octobre, serait plus favorable et moins pénible que pendant les mois très chauds (Gubler).

Les stations thermales hivernales sont : Amélie, Le Vernet, dont il faut attendre la réorganisation, pour les asthmatiques, les catarrheux, les tuberculeux ; la vallée d'Argelès, où un établissement nouveau se forme (on y fait descendre les eaux de Gazost) ; Dax, pour les rhumatisants. Les sujets atteints de maladies de foie, de gravelle, peuvent prendre les eaux de Vichy jusqu'à fin de septembre, et celles de Vals jusqu'en octobre.

Les scrofuleux profiteront de Salies de Béarn, d'Arcachon, de Biarritz jusqu'à l'arrière-saison ; les névropathes pourront également séjourner en septembre et octobre à Bagnères-de-Bigorre ou à Aix (Provence). On choisira septembre et octobre pour traiter les affections chroniques du système nerveux à Lamalou ; il en sera de même pour les maladies chroniques des articulations, les affections des voies respiratoires et des affections scrofuleuses à Digne et à Gréoulx (Gubler).

La thermalité des eaux minérales varie de + 7° Forges-les-Eaux, + 11° Evian, à + 95° Hammam-Meskoutin, (Constantine), Chaudesaigues (source du Par + 88°.) Une eau est dite froide, quand elle n'atteint pas + 20° ; tempérée, de + 20° à + 30° ; chaude, de + 30° à 40° ; très chaude, au-dessus de +40°.

DEUXIÈME PARTIE

§ II. — DE L'EMPLOI DES EAUX MINÉRALES

Les eaux minérales s'emploient en boissons, bains, douches, vapeurs ; on utilise également les boues et les eaux mères.

Boisson. — Les verres d'eau sont de 250 grammes ; ils se prennent par huitième, par quart, par moitié, etc., suivant la force et la nature des eaux, et selon les effets que l'on veut produire.

On descend aux eaux d'aussi bonne heure que possible, et on commence à boire aussitôt après le bain ou la douche ; souvent un demi-verre a été pris avant le bain.

Les verres doivent être pris de demi-heure en demi-heure, et il faut se promener entre les deux verres ou fractions de verre.

On ne doit jamais boire un verre entier d'un seul coup, il doit être pris par gorgées avec des repos.

Dans certaines stations, à Forges-les-Eaux, par exemple, et dans toutes les stations ferrugineuses, l'eau minérale est aspirée à l'aide d'un chalumeau ou d'un tube en verre, afin qu'elle arrive plus lentement à l'estomac et pour éviter son contact avec les dents.

Dans d'autres stations telles qu'Évian, les eaux peuvent être prises à la dose de un ou deux verres au milieu du bain ; elles produisent un effet diurétique très prononcé. Il y a cependant des malades chez lesquels l'eau prise ainsi ne passe pas facilement.

Le dernier verre doit être pris une heure avant le repas : de cette façon l'eau est bien digérée et l'appétit plus franc.

Parmi les auteurs anciens qui ont écrit sur ce sujet, il en est qui conseillaient de ne manger que deux ou trois heures après le dernier verre. Il serait impossible aux enfants, aux jeunes gens, aux chloro-anémiques d'attendre aussi longtemps ; une heure entre le dernier verre et le repas suffit bien pour la digestion complète de l'eau, pourvu que cette heure soit consacrée à la promenade.

On a conseillé aussi « quand il pleut, qu'il vente, de prendre ces eaux au lit jusqu'à ce que les brouillards soient dissipés » (J. de la Rouvière, *loc. cit.*).

Ce conseil doit être retenu et est fort utile lorsqu'on a à traiter des enfants chétifs, des jeunes filles de constitution délicate, à réaction lente, qui ne peuvent digérer les eaux qu'avec beaucoup de peine, et qui sont sensibles aux froids humides ; dans ce cas, il serait nécessaire de tiédir l'eau minérale, si cela est possible.

Quant au nombre de verres à prescrire, il est subordonné à la composition, à la force et aux effets habituels produits par les eaux minérales d'une part, et d'autre part, à la nature et à la gravité de la maladie, ainsi qu'à la constitution du sujet.

Le nombre des verres prescrits est pris en deux fois, la moitié le matin, l'autre moitié dans l'après-midi.

Les eaux sulfurées fortes ne sont souvent digérées que grâce à leur thermalité. Les eaux froides, surtout si elles sont avalées sans précautions, pourront donner de l'antéralgie, de la diarrhée; il suffit dans ce cas d'ajouter au premier verre du matin et à celui du soir, quelques gouttes d'élixir parégorique; s'il y a constipation, au contraire, quelques gouttes de teinture de belladone.

Si l'on a à traiter des chlorotiques, névrosiques, etc., tourmentés par de violents battements de cœur, il faut ajouter dans le premier verre d'eau ferrugineuse du matin et dans le premier verre du soir quelques gouttes de teinture de digitale.

On ne doit pas perdre de vue que, pendant la cure hydrominérale, les médicaments adjuvants ne peuvent être employés et ne sont nécessaires, du reste, que pendant un temps très court, car ces petites complications disparaissent ordinairement très vite.

En général, les eaux sulfureuses, les eaux bitumineuses sont coupées avec du lait pour en dissimuler la saveur qui provoque parfois du dégoût et même des nausées.

D'autres fois on se contente d'ajouter dans le verre d'eau un peu de sirop de gomme, ce que Gubler nommait : « enrober l'eau minérale ». Les sirops de Tolu, d'écorces d'oranges amères, de capillaire, etc., servent également à cet usage.

Chez la femme, les règles normales sont une contre-indication à l'usage des eaux salines purgatives, ou des eaux qui augmentent la plasticité du sang, comme celles qui contiennent de l'acide sulfurique libre (la *Sorgente della Solfatara* au-dessus de Pouzzoles).

Pendant les règles, il est mieux de suspendre l'usage interne des eaux sulfureuses.

L'usage interne des eaux bicarbonatées, des chlorurées bicarbonatées tièdes chez les arthritiques, et en général des eaux ferrugineuses faibles tempérées, peut être continué en diminuant la dose habituelle. Les eaux froides à l'intérieur seront cessées; lorsque chez des chlorotiques ou des anémiques les règles, après avoir duré un temps normal, traînent en longueur, on pourra, la durée normale passée, prendre des eaux ferrugineuses fortes ou contenant de l'acide sulfurique libre.

Par les temps pluvieux et froids, l'eau des sources est souvent trouble, la digestion en est parfois plus lente, elle passe mieux par les temps secs et chauds.

Si on doit mettre la plus extrême prudence dans l'administration de toute eau minérale au début et n'augmenter le nombre de verres que lentement, les mêmes précautions doivent être prises à la fin du traitement.

Arrivé au maximum de verres d'eau qu'il veut prescrire, le médecin laissera son malade à cette dose pendant quatre ou cinq jours; puis il diminuera progressivement le nombre de verres pour arriver à la fin de la cure, car il est sage, une fois l'estomac dilaté, et souvent encombré, de le laisser reprendre peu à peu ses proportions normales en lui permettant de revenir sur lui-même sans secousses.

Bains. — Le traitement hydrominéral qui donne les résultats les plus complets, est celui qui réunit à l'usage interne (boisson), l'usage externe des eaux, qui sont employées alors en bains, douches, vapeur, boues, eaux mères et conferves.

Dans certaines stations cependant, le bain thermal constitue tout le traitement (Néris (Allier), Aix en Provence, Aix en Savoie). A Aix (Savoie) si les eaux minérales à l'intérieur sont nécessaires, on donne l'eau de Challes transportée, ou l'eau de Marlioz, sulfureuse froide, distante d'Aix de 2 kilomètres.

Les bains d'eau minérale, à moins d'indications spéciales, sont donnés à une température qui varie entre $+ 28^\circ$ et $+ 36^\circ$; mais la température native des eaux est souvent supérieure ou inférieure à cette moyenne. Aussi est-il nécessaire de réchauffer l'eau trop froide et de refroidir l'eau trop chaude.

Notre regretté ami, le docteur Choussy, pour refroidir l'eau qui lui servait aux bains et qui émergeait à + 45° du puits, la faisait lancer dans un bassin creusé à même le roc, l'eau tombait en nappes sur de larges gradins en bois de sapin, puis dans un réservoir, d'où elle était conduite dans les baignoires à une température possible pour le bain.

Si la température est trop basse, on réchauffe l'eau en faisant passer ses conduits au milieu de la vapeur d'eau, ou bien simplement en ajoutant de l'eau chaude.

Mais après toutes ces manipulations a-t-on bien une eau minérale identique à elle-même, et le contact de l'air, le dégagement des gaz ne la modifient-ils pas profondément? On sait les différentes transformations qui s'opèrent dans les eaux sulfureuses devenant au contact de l'air des eaux sulfitées, c'est-à-dire des sulfurées dégénérées. Ne sait-on pas que le gaz acide carbonique en excès retient en dissolution dans les eaux certains sels de chaux, de magnésie, de fer? Si le gaz s'évapore, ces sels se déposeront. Aussi sommes-nous de l'avis de Durand-Fardel, lorsqu'il dit (*les Eaux minérales et les Maladies chroniques*) : « Le bain thermal « le plus parfait est celui qui se prend à eau courante à « la température moyenne de + 28° à + 36°. » Le bain de Royat à eau courante, présentant toutes les conditions exigées par Durand-Fardel, peut être considéré comme le type du bain thermal. La source Eugénie, dont la température moyenne native ne varie pas (+ 35°5) et qui donne plus de 1000 litres par minute, alimente les baignoires et les piscines de l'établissement. Cet établissement étant en contre-bas du niveau de la source, l'eau, par le seul fait de l'inclinaison du terrain, arrive bruyamment au fond de la baignoire, douée d'une certaine vitesse, et en sort par un orifice situé un peu au-dessous du bord supérieur. Il s'établit donc un courant constant d'eau vivante qui, ayant toujours été à l'abri de l'air, n'a perdu aucun de ses éléments, qui est sans cesse renouvelée et dont la température, dans quelque saison que l'on se trouve, à quelque moment de la journée qu'on la prenne, ne varie jamais : + 34°5. Le tuyau par l'orifice duquel s'écoule l'eau minérale peut, grâce à une articulation à genouillère, s'incliner de façon à donner la hauteur d'eau que le médecin désigne pour le bain.

Le corps se trouve donc plongé pendant toute la durée du bain dans un milieu toujours identique à lui-même, dans lequel la présence de l'acide carbonique, et des sels se manifeste par la rougeur répandue sur le corps de certains baigneurs.

Au-dessus de la baignoire se trouve un tuyau de caoutchouc, terminé par des jeux d'eau de différents diamètres qui permettent au baigneur de se doucher localement pendant son bain. Ces bains si actifs peuvent remplacer dans les rhumatismes les hautes thermalités.

Si l'on veut une action moins énergique, on donne ce bain, suivant une expression pittoresque du pays, à *eau morte*, c'est-à-dire qu'une fois la baignoire remplie, on arrête l'arrivée de l'eau. Cette eau perd alors, au contact de l'air, une partie de son gaz, de son électricité; il y a dépôt de sels, elle se refroidit, ses propriétés ne se renouvellent pas comme dans l'eau courante : elle est morte.

A côté de ces bains, nous en trouvons d'autres qui méritent d'attirer notre attention. Ils sont alimentés à eau courante par la source César + 28°. Le léger sentiment de froid éprouvé à l'entrée dans le bain, disparaît bientôt; l'eau est tellement chargée d'acide carbonique

que le corps se trouve couvert instantanément de bulles de gaz, qui font sur la peau une révulsion énergique et salutaire; cette révulsion, amenant le sang à la périphérie, décongestionne les organes internes, donne une impulsion nouvelle à la circulation capillaire, et procure au malade un sentiment de bien-être, de force, signalé par tous les baigneurs.

Ces bains à eau courante et à acide carbonique, sont d'une puissance thérapeutique incontestée aujourd'hui, et sur l'application de laquelle nous reviendrons.

A Ussat (Ariège) les bains sont également à eau courante, mais grâce à ce qu'on nomme la *gamme*, c'est-à-dire à des griffons à température variant de 31 à 36°, on peut donner des bains à thermalité graduée.

Châtel-Guyon, Aix en Provence, Saint-Gervais, ont également des bains à eau courante dont l'emploi se généralise heureusement de jour en jour.

Les baignoires sont en marbre, en pierre de la montagne, en fonte émaillée, en zinc, suivant la nature de l'eau qu'elles sont destinées à contenir; la pierre conserve plus longtemps la chaleur que le marbre et la fonte émaillée.

L'époque menstruelle exclue-t-elle les bains minéralisés? Nous savons que des médecins prescrivent ces bains même pendant les règles et cela d'une manière générale. Nous croyons que c'est la généralisation même de cette pratique qui est dangereuse. Si une femme est bien réglée, à époques régulières, si l'écoulement menstruel est suffisamment abondant, pourquoi lui donner des bains qui peuvent amener une suppression ou seulement un ralentissement dans l'écoulement sanguin, chose toujours grave et souvent dangereuse?

Si, au contraire, on a à traiter des femmes pâles, exsangues, lymphatiques ou scrofuleuses, qui ne font que tacher leur linge, le bain thermal est utile et doit être prescrit.

Il est une autre catégorie de malades qui retirent des bains un grand soulagement : nous voulons parler de ces femmes arthritiques, dont les règles sont précédées ou accompagnées de douleurs utérines souvent atroces, dont le sang apparaît plutôt noir que rouge, lentement et difficilement. Chez ces femmes, les bains sulfurés ou chlorurés carbonatés à haute thermalité, calment les douleurs et déterminent l'écoulement du sang plus facile et plus abondant. Dans ce dernier cas, il faut surveiller les malades d'aussi près que possible, et ne permettre le bain suivant qu'après s'être assuré de l'effet du bain précédent. Dès le deuxième déjà, mais surtout après le troisième, l'écoulement a repris son cours, et, s'il est tant soit peu abondant, nous faisons cesser les bains pour ne les reprendre qu'une fois les règles bien terminées.

Par les temps froids et humides, le bain au degré habituel paraît plus froid; on doit le prendre alors un peu plus chaud et moins long.

Le bain très chaud est excitant ; le bain à température moyenne est sédatif.

Les demi-bains sont très usités dans certaines stations où l'eau est sédative, pour les affections de la vessie, du bas-ventre; quand l'eau minérale exerce une action révulsive, on les donne dans les affections du tronc ou de la tête, lorsqu'il s'agit d'attirer le sang à la partie inférieure du corps.

Les bains de pieds d'eau minéralisée ou d'eau courante, sont donnés dans tous les cas où l'on peut craindre un état congestif de la tête, après un bain très chaud ou une séance d'aspiration trop prolongée.

Bains de gaz. — A Saint-Alban, Vichy, Royat, Saint-Nectaire, etc., on donne des bains d'acide carbonique.

Le malade, couché dans une baignoire vide, est recouvert d'un grand tablier de caoutchouc laissant passer la tête. Le gaz, amené dans la baignoire par un tuyau, enveloppe bientôt tout le corps et détermine, à la première période, les phénomènes de rougeur et d'excitation déjà décrits; ce bain doit durer de dix minutes à un quart d'heure au plus.

Le bain de piscine à eau courante et à température constante, + 34°5, est un mode de balnéation des plus précieux, qui seul permet les bains prolongés et l'exercice pendant le bain; il est très utile aux enfants qui peuvent y jouer, aux jeunes gens qui se livrent à la natation.

La durée des bains varie suivant la température de l'eau, sa composition et le but que l'on veut atteindre. Si dans les piscines de Loèche, on laissait autrefois les malades jusqu'à douze heures, les bains à haute température (Mont-Dore, de + 40° à + 45°) n'ont jamais dû dépasser 10 à 15 minutes. Les bains sulfureux ont une durée de 20 minutes à une demi-heure. Les bains carbonatés ou chloro-carbonatés peuvent se prolonger trois quarts d'heure.

Douches. — Les douches agiront suivant leur tempépérature et leur force de projection. Les douches locales, s'adressant directement à l'organe malade, sont résolutives; elles sont révulsives lorsqu'elles sont générales (Durand-Fardel). Chez les personnes faibles ou grasses, à réaction difficile, on les donnera écossaises; elles seront chaudes + 40°, tempérées + 32°, ou froides au-dessous de 20°, suivant l'effet que l'on veut en obtenir.

Les douches d'Aix (Savoie) à + 43° ou + 45°, agissent par leur haute thermalité et par la manière dont elles sont données. Tout le monde connaît, de réputation au moins, l'habileté des doucheurs d'Aix, qui ont fait école.

Cette action se trouve encore augmentée par l'emploi du massage et du maillot (Aix, Lamotte).

Dans toutes ou presque toutes les stations minérales, on trouve des douches vaginales et des douches ascendantes, qui sont d'un effet si sûr et si prompt dans la constipation rebelle.

Les douches de gaz acide carbonique, comme les bains du reste, excitantes au début des réseaux capillaires et des terminaisons nerveuses sous-cutanées, finiront, si le jet est dirigé pendant quelque temps sur le même endroit, par stupéfier la peau et déterminer de l'analgésie : aussi s'en sert-on avec avantage dans les vieilles névralgies ou dans les névralgies rebelles au sulfate de quinine. Avant de diriger le jet sur la partie malade, il faut avoir soin d'humecter la peau avec une éponge mouillée.

Les douches gazeuses vaginales rendent les plus grands services dans les ulcérations utérines, les empâtements péri-utérins, etc.; elles soulagent rapidement les malades et amènent des périodes de calme dans les crises douloureuses causées par le cancer utérin. Il en est de même des douches rectales dans le cancer du rectum. Les expériences de Demarquay à la Maison de Santé, sont concluantes à cet égard.

Irrigations nasales. — Les irrigations nasales s'emploient chaque jour davantage. Un tuyau en caoutchouc amène à une narine l'eau minérale qui ressort par l'autre, ces irrigations sont très utiles dans le coryza chronique; elles modifient la muqueuse nasale dans les pharyngites. Ces appareils sont employés dans les stations sulfureuses et dans celles où l'on se sert des appareils à pulvérisation; on enlève le tamis ou la palette de la colonne qui amène l'eau et on adapte directement le tuyau de caoutchouc.

Les vapeurs d'eau minéralisée thermale servent à donner des bains de vapeur. On ne peut passer sous silence les étuves d'Aix (Savoie), et parmi elles, le Trou d'Enfer.

Dans d'autres stations, aux Eaux-Chaudes (+ 36°), à Aachen (Aix-la-Chapelle), par exemple, la vapeur de l'eau minérale arrive dans des boîtes semblables à celles où se donnent les fumigations aromatiques.

Inhalations et aspirations. — L'inhalation ou l'aspiration rend en thérapeutique des services journaliers. Grâce à l'inhalation, les vapeurs d'eau minéralisée pénètrent profondément dans l'appareil respiratoire et modifient la muqueuse pulmonaire.

Dans la salle d'aspiration, arrive la vapeur d'eau appelée à la voûte par des prises d'air et des cheminées d'appel. Cette vapeur se mêle intimement à l'air de la salle, et est entraînée dans les bronches par l'inspiration. Des gradins permettent au malade de graduer la densité de la vapeur absorbée. D'ingénieuses combinaisons empêchent la température de ces chambres de s'élever au-dessus de + 26°; l'extrême division de ces vapeurs les refroidit; on évite ainsi les hautes températures qui pourraient amener des phénomènes congestifs.

Au sortir de la salle d'aspiration, on fait, en général, prendre un bain de pieds : il peut être à eau courante si le degré de la source dépasse + 30°. On doit, après l'aspiration, éviter le froid avec le plus grand soin.

Choussy, à la Bourboule, avait fait installer, dans les cabinets de bains, un appareil très simple, qui permettait au baigneur, pendant son bain, d'aspirer et de faire pénétrer dans ses poumons la vapeur d'eau minéralisée. Une douche en pluie, d'eau minérale à + 49° était projetée avec force sur un plan incliné à 45°. Le poudroiement de cette eau abaissait tellement sa température, que l'atmosphère du cabinet de bain ne s'élevait jamais au-dessus de + 30°, ce que Choussy se plaisait à faire constater.

Quant à la pulvérisation découverte par Sales-Girons, et mise en pratique à Pierrefonds, elle fait pénétrer, en la réduisant en poussière fine, l'eau minérale dans l'appareil respiratoire; mais l'expérience a prouvé que par ce procédé, l'eau minérale ne pénétrait que très peu dans les bronches; il faut donc ne s'en servir que pour l'arrière-gorge et le larynx, et lui préférer les aspirations et le humage, lorsque l'on veut faire pénétrer plus profondément cet agent thérapeutique.

Dans presque toutes les stations sulfureuses, se trouvent des salles d'inhalation, de pulvérisation, etc. Le Mont-Dore, la Bourboule, Royat sont également pourvus de tous les appareils usités dans les affections du pharynx, du larynx et des poumons.

Inhalations de gaz. — Le docteur Goin, à Saint-Alban, dans les cas d'asthme, d'emphysème, de catarrhe, fait faire au malade des inhalations d'acide carbonique; elles sont employées aussi à Royat avec succès, dans les affections des voies respiratoires. A Vichy, ces inhalations sont très fréquemment prescrites; on y fait faire aussi aux anémiés, aux chlorotiques déprimés, des inhalations de gaz oxygène, qui viennent puissamment en aide au traitement ordinaire.

Les diabétiques, les polysarciques, les goutteux atoniques, se trouvent bien pour leur état général, de l'emploi de ces inhalations.

Boues minérales. — Les boues sont formées par les infiltrations des eaux minérales dans la terre qui se trouve ainsi détrempée et imprégnée de gaz et de sels.

Ces boues sont éminemment résolutives : aussi le rhumatisme chronique, les engorgements articulaires, le rhumatisme noueux, sont-ils améliorés et souvent guéris à la suite de leur emploi.

Eaux mères. — On désigne sous le nom d'eaux mères le résidu d'évaporation des eaux des salines, résidu qui ne laisse plus cristalliser de chlorure de sodium.

Ces eaux mères ont une activité thérapeutique utilisée surtout en Allemagne ; dans ces derniers temps, la France a commencé à les employer dans les affections scrofuleuses et lymphatiques, où elles donnent de brillants résultats.

Pour les enfants, on mélange à l'eau du bain de 1 à 3 litres d'eaux mères ; pour les adultes, de 5 à 10 litres.

Lavage de l'estomac. — A Sail-les-Bains (sous Couzan) et à Châtel-Guyon, on emploie l'eau minérale pour le lavage de l'estomac. A Châtel-Guyon, le docteur Baraduc, au moyen d'une sonde à double courant et de la pression exercée par l'eau minérale, pratique un lavage à eau courante et à thermalité toujours la même : + 30°.

TROISIÈME PARTIE

CLASSIFICATION DES EAUX MINÉRALES

Classification. — Pour faire l'application d'une eau minérale à l'art de guérir, il faut d'abord connaître sa composition chimique, d'où découleront ses propriétés thérapeutiques.

Chaque source, par sa dominante, se rattache à un groupe de composition analogue, dont elle partage les caractères généraux et dont l'action thérapeutique sera la même, car il est reconnu maintenant, en hydrologie, que « des sources rapprochées par la communauté d'un principe chimique prédominant, possèdent des propriétés thérapeutiques communes ». (Durand-Fardel.) Mais ces mêmes sources, réunies par un principe commun, présentent des caractères qui leur sont propres et qu'elles tiennent de la climatologie, de l'altitude, de la présence ou de l'absence de tel ou tel sel, etc., etc. Les propriétés particulières qui les différencient les unes des autres, serviront à créer des subdivisions ou classes, permettant de faire de ces eaux des applications plus précises, plus directes à la thérapeutique.

La classification donnée par Durand-Fardel dans son ouvrage : « *Les eaux minérales et les maladies chroniques* » nous paraît être celle qui répond le mieux aux besoins de la thérapeutique. Nous y ferons cependant deux légères modifications.

La classe des acidulées gazeuses a été retranchée par cet hydrologue; nous la rétablirons, car il est évident que dans plus de vingt sources (en France seulement), c'est le gaz acide carbonique qui forme la caractéristique, et que sa présence en excès, détermine des propriétés particulières et une action propre. Il est donc utile de laisser ces eaux dans une classe à part, car, pour les sources qui en font partie, les autres principes minéralisateurs ne sont pas en assez grande quantité pour produire autre chose que des effets secondaires.

« Enfin, dit Durand-Fardel, *loc. cit.*, il est des eaux minérales si faiblement minéralisées, qu'elles n'offrent en réalité aucun principe prédominant, et que l'on ne sait à quelle classe rattacher. Ce n'est que par des procédés arbitraires ou des vues toutes de convention, qu'on était parvenu à les faire entrer dans telle ou telle classe déterminée.

» Les Allemands les avaient désignées du nom d'eaux indifférentes, dénomination impropre, puisqu'elles sont loin d'être indifférentes dans leurs applications; j'en dirai autant du mot inerme, proposé par le professeur Gubler. Quant à celui d'amétallique, employé par Rotureau, on lui doit objecter qu'il n'y a que l'eau distillée qui soit amétallique. J'ai formé de ces eaux une famille particulière sous la dénomination d'*eaux indéterminées*, ce qui exprime un fait vrai à la fois au point de vue chimique, puisqu'il est impossible de les rattacher à aucune des classes chimiques déterminées, et au point de vue thérapeutique, puisqu'il est impossible de déduire leurs applications de leur constitution. »

Nous pensons, à notre tour, que cette appellation est également inexacte, car, au point de vue chimique, la composition de ces eaux est déterminée : en effet, si la petite quantité des principes qu'elles contiennent, ne permet pas de les rattacher à une classe déterminée, cette petite quantité ne varie pas et reste toujours la même.

Au point de vue thérapeutique, « il est impossible, dit Durand-Fardel, de déduire de leur constitution aucune application. » La tradition et l'usage, au contraire, nous ont apprisquelle était l'action de ces eaux. et Durand-Fardel a spécialisé lui-même d'une façon fort juste leurs diverses applications, en disant : « L'expérience a consacré l'appropriation particulière de Néris aux névralgies; de Plombières aux viscéralgies, très particulièrement de l'appareil gastro-intestinal; de Néris et d'Ussat, aux maladies de l'utérus; de Chaudesaigues, au rhumatisme; de Dax au rhumatisme nerveux; de Luxeuil aux névroses accompagnées d'anémie. »

Après cette citation, on ne peut soutenir que l'action de ces sources soit incertaine, indéterminée. Ces eaux étant peu ou à peine minéralisées, pourquoi, reprenant et modifiant le mot de Rotureau, qui est trop absolu, ne pas les réunir, si l'on veut absolument un mot tiré du grec, sous la dénomination de *oligo-métalliques* (ολιγος, peu, μεταλλον, métal). Cette légère critique ne diminue en rien la haute valeur de l'ouvrage de M. Durand-Fardel, ouvrage qui est comme le codex des eaux minérales appliquées à la thérapeutique, et auquel nous ferons de nombreux emprunts.

§ I. — CLASSIFICATION DES EAUX MINÉRALES

I. Acidules gazeuses ou carbo-gazeuses (1 classe).

II. Sulfurées. 2 classes.

1re classe : sulfurées sodiques.
2e — sulfurées calciques.

III. Chlorurées (4 classes).
1re classe : chlorurées sodiques.
2e — chlorurées sulfurées.
3e — chlorurées bicarbonatées.
4e — chlorurées sulfatées.

IV. Bicarbonatées (4 classes).
1re classe. 1er groupe : bicarbonatées sodiques.
2e — bicarbonatées calciques.
3e — bicarbonatées mixtes.
2e classe : bicarbonatées chlorurées.
3e — bicarbonatées sulfatées.
4e — bicarbonatées sulfatées chlorurées.

V. Sulfatées.
1re classe : sulfatées sodiques.
2e — sulfatées magnésiques.
3e — sulfatées calciques.
4e — sulfatées mixtes.

VI. Ferrugineuses.

VII. Oligo-métalliques.

Cette division des eaux minérales, une fois donnée, nous allons étudier les propriétés physiologiques et thérapeutiques de chacune de ces classes; puis nous indiquerons leurs applications générales et particulières dans les différentes maladies chroniques. A chaque classe, après les généralités, nous nous contenterons de préciser en quelques mots, les applications particulières des principales sources.

§ II. — EAUX ACIDULES GAZEUSES

Les eaux acidules gazeuses sont caractérisées par la présence de l'acide carbonique libre, qui les rend effervescentes et leur donne une saveur aigrelette. C'est à cet acide, élément caractéristique de la classe, qu'elles doivent leur action immédiate commune : elles renferment presque toutes des carbonates de soude, de chaux, de magnésie ; c'est à ces sels, en petite quantité du reste, qu'il faut attribuer leur action diurétique secondaire, effacée d'ailleurs, par l'action prédominante de l'acide carbonique.

Quelques-unes contiennent seulement des traces de fer ; celles qui en contiennent des quantités appréciables, en tirent chimiquement et thérapeutiquement une caractéristique qui les fait ranger de préférence dans la classe des ferrugineuses.

Ces eaux sont prises en boissons, en inhalations, en injections. En boisson, elles ont un goût acidule agréable, ne troublent pas le vin, donnent à la bouche un sentiment de fraîcheur, calment la soif et exercent après l'excitation du début, une action sédative de la muqueuse stomacale. Le buveur, après leur ingestion, se trouve plus dispos ; la digestion s'en opère facilement. Si elle est bue à la source même, la dose de la journée devra être divisée en demi-verres.

A jeun, ou prises en grande quantité, ces eaux donnent un peu d'étourdissement, une sorte d'ivresse, puis de la stupeur et de la céphalalgie qui peut persister plusieurs heures.

Ces eaux, ne laissant échapper le gaz que lentement, n'amènent pas comme les eaux gazeuses factices, la distension brusque et souvent douloureuse de l'estomac.

Si les eaux sont trop fortement gazeuses, il faut attendre un instant avant de les boire, ou les réchauffer légèrement au bain-marie.

Les principales sources d'eaux acidules gazeuses sont : Condillac, Chateldon, Soultzmatt, Schwalheim, Seltz, Saint-Galmier, Renaison.

Dans le groupe d'Auvergne, nous remarquons les sources de La Gerbe, de Rodde à Ambert, la source froide (+ 11°) de Teyssières-les-Boulies (CO^2 = 2gr,50). « Les eaux de Teyssières constituent une boisson fort agréable soit seules, soit mêlées avec le vin qu'elles rendent mousseux et pétillant ; de là sans doute, la consommation considérable qu'en font chaque année les villes du Cantal et des départements voisins. » (BOUCOMONT, *Eaux minérales d'Auvergne.*) En thérapeutique, elles servent aux mêmes usages que les autres sources gazeuses, usages que nous allons indiquer.

Nous trouvons encore au Chambon, les sources de la Pique et de la Garde ; à Glaine-Montaigut, la source du Cornet ; à Saint-Amand-Roche-Savine, la source de la Fayolles (+ 8°, CO^2 = 1gr,911), de Chemailles et des Querettes ; à Médague, trois sources voisines et les fontaines du Vernet-Sainte-Marguerite (CO^2 = 1gr,850), de Grandrif. On trouve encore à Besse, la source Thereze (+ 7°, CO^2 = 2gr,300). Nous devons ajouter à Sainte-Marie, les sources de Vidalenc et de Teysset. En dehors de l'acide carbonique, les eaux de ces sources ne contiennent pas plus de 0,gr60 par litre de bicarbonate de soude, de chaux et de chlorure de sodium ; dans la commune de Fontanges, la source de La Bastide (+ 12°5). (BOUCOMONT, *loc. cit.*). Toutes ou presque toutes ces eaux sont froides, et peuvent servir d'eau de table.

Les eaux carbo-gazeuses ont pour propriétés physiologiques de stimuler, au début, les fonctions des muqueuses, de faciliter les digestions stomaco-intestinales, de hâter l'assimilation des aliments, de déterminer des mouvements péristaltiques, de réveiller le fonctionnement des organes sécréteurs et excréteurs, d'en modifier les produits s'ils sont morbides ; elles sont diurétiques mais non diaphorétiques, agissent profondément sur le système nerveux, d'abord comme excitantes, puis comme sédatives. Si leur emploi est prolongé, elles deviennent stupéfiantes.

Très facilement supportées, même par les organismes profondément débilités, elles font cesser la torpeur et calment l'éréthisme des organes.

Les effets de l'acide carbonique sont les mêmes, que le gaz soit sec ou bien qu'il soit dissous dans l'eau. Administré en bains, en inhalation, en injection ou en douches, il modifie puissamment les organes sur lesquels il est dirigé, peau, muqueuse, etc.

Sous ces deux formes, l'acide carbonique agit comme résolutif des systèmes glandulaire et lymphatique, et des engorgements chroniques.

L'acide carbonique, dissous dans l'eau, passe de l'estomac dans le torrent circulatoire; son action se manifeste sur l'axe cérébro-spinal, par l'excitation d'abord, puis par la sédation ; sur la sécrétion et l'excrétion des annexes du tube digestif, des glandes salivaires, du foie, etc. ; sur le poumon et sa muqueuse, sur l'appareil génito-urinaire, par la diurèse et la modification des catarrhes de ces organes, puis, par la résolution des engorgements (utérins, etc.), la disparition des états torpides, le calme qu'il détermine et qui fait tomber l'éréthisme morbide de ces parties. Il est aphrodisiaque. Il est exhalé par le poumon et par la peau. Dans quelques stations, ces eaux sont données en bains, douches et inhalations.

Des propriétés physiologiques de ces eaux gazeuses,

ou du gaz acide carbonique sec, découlent des propriétés thérapeutiques nombreuses.

Ces eaux sont employées dans les ulcérations et l'inflammation chronique de la muqueuse des voies aériennes, du tube digestif; dans l'atonie de l'estomac et de l'intestin. Elles excitent les sécrétions stomacales et intestinales, réveillent les contractions péristaltiques; elles font disparaître les gastralgies, les dyspepsies (sauf la dyspepsie flatulente), et calment les douleurs qui, chez les gastralgiques, les névrosiques, les rhumatisants, persistent longtemps après la digestion.

Les eaux acidules gazeuses sont antivomitives par excellence : elles arrêtent les vomissements d'origine nerveuse, chroniques, quotidiens, de vieille date, les vomissements sympathiques dans la grossesse, dans les crises hépatiques et néphrétiques, dans les crampes, es convulsions.

Hufeland et Hoffmann donnaient l'eau de Seltz naturelle dans la phtisie : son emploi s'explique dans cette maladie, d'abord par l'action du gaz qui modifie les sécrétions de la muqueuse quand il est exhalé, et de plus par les 2gr,40 de chlorure de sodium, et les 0gr,03 de chlorure de fer qu'elle contient et qui la rendent reconstituante.

L'acide pur, ou mêlé à l'eau, rappelle par son action première (excitante) les flux hémorrhoïdaux, menstruels, les lochies; mais s'il y a congestion des organes, on doit s'abstenir de son emploi.

Dans les maladies des voies urinaires, elles déterminent une production d'urine abondante, et diminuent les sécrétions purulentes de la muqueuse vésicale.

A l'extérieur, les propriétés antiseptiques de l'acide carbonique sont utilisées dans les vieux ulcères atoniques, même de mauvaise nature : gangrène, cancer, affections, dont le gaz, surtout en douches ou en injections, calme les douleurs.

Les injections d'eau carbo-gazeuse ou de gaz, calment, puis guérissent le prurit et les névralgies vulvaires, les névralgies anales, tarissent les écoulements muqueux anormaux du rectum, du vagin (leucorrhée), soulagent et souvent guérissent les hémorroïdes.

Les bains d'eau gazeuse ou de gaz acide carbonique sont bons dans les cas d'atonie générale, de maladies cutanées (forme sèche), de névrose, de névralgie, de rhumatisme, si les eaux sont chaudes.

Contre-indications. — Les poussées inflammatoires, les états congestifs, la grossesse chez les femmes prédisposées aux fausses couches, sont une contre-indication absolue à l'usage de ces eaux.

§ III. — EAUX SULFURÉES

Les eaux sulfurées sont caractérisées par la présence du soufre : elles le contiennent à l'état de : 1° sulfure de sodium soluble; 2° monosulfure de calcium; 3° acide sulfhydrique libre.

Ce gaz est produit par la décomposition des sulfates de soude, de chaux, etc., au contact des matières organiques végétales ou animales : son action sur l'économie est prompte, mais plus fugace que l'action produite par les sels alcalins ou terreux.

De là deux classes : les monosulfurées sodiques; les sulfurées calciques.

Les eaux sulfureuses sont altérables par l'air. Elles tiennent en dissolution une matière anorganique amorphe connue sous le nom de barégine ou glairine (Fontan), substance gélatineuse, inodore, incolore ou rose, d'une saveur fade, de consistance mucilagineuse; elle est insoluble dans l'alcool et dans l'éther; peu soluble dans l'eau froide, soluble dans l'eau bouillante, très soluble dans les eaux alcalines. Cette glairine se dépose en grande quantité dans les tuyaux, les récipients et les bassins, sous forme de masse gélatineuse qui se sèche et se putréfie très rapidement au contact de l'air, en produisant des algues d'une espèce particulière désignées sous le nom de sulfuraires par Fontan. (*Eaux sulfureuses naturelles.*)

La sulfuraire est, suivant cet auteur, un être organisé, vivant, un végétal confervoïde dont l'organisation est très distincte; la production de cet algue exige 1° une température au-dessous de +50°; 2° la présence d'un principe sulfureux; 3° d'une substance azotée en dissolution; 4° le contact de l'air.

Tant que la sulfuraire est soustraite à l'action de la lumière, elle conserve sa couleur blanche nacrée, mais sous l'influence de la lumière du soleil, elle se colore en brun, en rouge ou en vert.

Action physiologique et thérapeutique. — Le soufre, qu'il soit sous forme de sulfure alcalin ou terreux, ou d'acide sulfhydrique, n'agit que parce qu'il pénètre profondément dans l'économie. Le gaz acide sulfhydrique dégagé en abondance, a une action rapide; absorbé par la muqueuse des voies respiratoires et par la peau, il passe promptement dans le sang, où le soufre devient libre et où il s'oxyde ensuite : son action tant générale que locale ne tarde pas à se faire sentir.

Les sulfures alcalins, eux, absorbés par la peau et par la muqueuse du tube digestif, se décomposent plus lentement, et en petite quantité, mais leur action n'en est pas moins réelle.

Le sulfure de sodium absorbé laisserait, d'après Mialhe

et Astrié, dégager dans le torrent circulatoire, de l'hydrogène sulfuré sous l'influence de l'acide carbonique contenu dans le sang, tandis que le sulfure restant, s'oxygénerait de plus en plus, pour donner des hyposulfites et des sulfites que l'on retrouve dans les urines.

Propriétés physiques. — Au griffon, les eaux sulfurées sont claires et transparentes, d'une légère teinte bleuâtre, douces, savonneuses au toucher. A leur émergence, odeur légère ; puis, au contact de l'air elles prennent l'odeur d'œufs couvés, présentent une teinte louche, laiteuse, se recouvrent d'une pellicule irisée et laissent déposer du soufre; l'acide carbonique se dégage en entraînant de l'acide sulfhydrique. Les unes sont très chaudes (Aix-la-Chapelle, Barèges, Luchon, etc.), les autres sont tièdes (Allevard + 24°), ou froides (Enghien).

Le premier effet des eaux sulfurées, absorbées par les voies digestives ou la surface cutanée, est de produire une vive excitation générale et une stimulation souvent très forte de la peau. L'appétit se réveille, le pouls devient actif, fréquent même, les fonctions ont une vitalité nouvelle, les yeux deviennent brillants, on ressent une chaleur générale ; il survient aussi de l'insomnie pendant quelques jours, on éprouve comme une sorte d'ivresse, puis ces phénomènes tombent à la suite d'une crise de sueur ou d'une abondante émission d'urine (Herpin de Metz). Cette crise, qui survient quelquefois dès le deuxième jour, ne se présente souvent que du dixième au quinzième. Quelquefois même, elle ne se fait pas sentir. On doit éviter autant que possible les hautes doses au début, pour ne pas provoquer la fièvre thermale, qui n'est qu'un accident et non une phase nécessaire de l'action des eaux. La poussée, qui consiste en manifestations cutanées, exanthèmes, éruptions, furoncles, dépend de la nature des eaux et surtout de l'idiosyncrasie du malade.

Les eaux sulfurées, grâce au soufre qu'elles contiennent, déterminent et provoquent dans toute l'économie le principe d'excitation qui est propre à ce métalloïde, et suivant les différents organes qu'elles traversent, elles sont expectorantes, fondantes, résolutives, évacuantes, diurétiques ou diaphorétiques.

La peau, dont ces eaux augmentent et régularisent les sécrétions et les excrétions, reprend, sous leur influence, toute sa souplesse, sa fermeté, sa fraîcheur.

L'administration de ces eaux devra être faite avec une extrême prudence et l'on ne procédera que par gradation, en ayant recours, d'abord, s'il le faut, à de petites doses et aux sources à faible minéralisation.

Leurs propriétés reconstituantes se font sentir sur le système nerveux, et leurs propriétés substitutives s'affirment par une action élective sur les membranes tégumentaires interne et externe, avec une tendance précise à se marquer vers la périphérie (Durand-Fardel).

Ces eaux conviendront donc dans les engorgements passifs glandulaires; grâce à leur alcalinité, elles agiront sur l'appareil uropoiétique, sur la muqueuse vésicale, sur l'utérus et la muqueuse du vagin, sur la muqueuse des voies respiratoires; elles interviennent utilement dans les affections chroniques de ces organes. Grâce à leur thermalité, elles sont efficaces dans le rhumatisme et même contre l'arthritisme, à la condition expresse qu'aucun symptôme de goutte ne se soit encore montré; elles agissent aussi comme reconstituantes dans certaines paralysies essentielles, chez les chlorotiques déprimés.

Elles sont spécialisées dans le lymphatisme, la scrofule, les dermatoses dépendant de ces diathèses, surtout dans la forme torpide de ces affections.

Contre-indications. — Ces eaux sont contre-indiquées dans la phthysie avec éréthisme, dans les maladies du cœur et des gros vaisseaux, dans la goutte ou le rhumatisme goutteux, dans le cancer, le scorbut, dans les hémorrhagies actives, dans les prédispositions aux congestions sanguines, dans les affections spasmodiques et les inflammations aiguës (Félix Roubaud).

Ire CLASSE

Eaux sulfurées sodiques. — Amélie, Ax, Bagnols, Barèges, Cauterets, Eaux-Bonnes, Eaux-Chaudes, Escaldas, Guagno, Guitera, Luchon, Molitg, Olette, Pietrapola, La Preste, Saint-Honoré, Saint-Sauveur, Le Vernet.

Les eaux sulfurées sodiques, à peu d'exceptions près, appartiennent à la région des Pyrénées; ce sont, suivant l'expression de Fontan, des sources sulfureuses naturelles, toutes ou presque toutes thermales, plusieurs sont hyperthermales (Ax, Luchon, ont des sources à + 60° à 70°); d'un rendement très abondant, elles forment souvent des groupes de sources nombreuses et à minéralisation variée (Bigorre).

Ces eaux contiennent, outre le sulfure de sodium qui n'existe qu'en très petite proportion (de 0gr,15 à 0gr,20 par litre), des carbonates, sulfate et silicate de soude, du chlorure de sodium, du fer, de la potasse et de l'alumine. Elles sont altérables à l'air; elles dégagent de l'azote en grande quantité, peu d'acide carbonique, du gaz sulfhydrique. A leur émergence, elles ont une très faible odeur sulfureuse; mais à peine au contact de l'air, elles se décomposent, et cela d'autant plus vite qu'elles contiennent plus de silice; elles dégagent de l'acide sulfhydrique; après plusieurs transformations, le soufre se dépose par masses, une grande partie s'oxyde, se combine avec l'oxygène lequel en fait successivement de l'acide hyposulfureux, sulfureux, sulfurique, c'est-à-dire de l'hyposulfite, du sulfite et même du sulfate de soude. Ce sont ces eaux qui ont reçu le nom de dégénérées; elles sont alcalines, ne dégagent plus d'hydrogène sulfuré, sont sans saveur ni odeur, mais thérapeutiquement elles agissent comme une eau minéralisée par le monosulfure de sodium, avec moins d'énergie cependant.

Bien que la dégénérescence, c'est-à-dire la transformation du monosulfure en hyposulfite et en sulfite, soit le dernier mot des combinaisons chimiques des eaux sulfureuses, il y a, dans ces combinaisons, divers degrés qui tiennent à l'eau sulfureuse elle-même et aux conditions dans lesquelles s'opèrent ces modifications. Si ces modifications s'opèrent rapidement et nettement, et fournissent ainsi des indications thérapeutiques claires et précises, comme les eaux des Pyrénées-Orientales, par exemple (Amélie, La Preste, Molitg et certaines sources de Cauterets), il en est d'autres qui sont plus lentes dans leur transformation, et qui présentent tantôt l'aspect d'une eau lactescente, vraie émulsion de soufre (Luchon), tantôt une teinte bleuâtre (Ax, très sédative), tantôt une teinte jaune verdâtre, comme à Barèges et à Cadéac, qui, elles, contiennent des polysulfures.

Astrié (*De la Médication thermale sulfureuse*) a fait des recherches pour savoir quelle était l'action des hyposulfites et des sulfites sur l'économie; il a trouvé que :

1° Ces sels sont rapidement absorbés;

2° Qu'ils exercent sur les matières mucoïdes et albumineuses, la même action fluidifiante que les sulfures, mais à un moindre degré;

3° Que les sels agissent à peu près de la même manière, mais que les réactions sont plus nettes et plus promptes avec les sulfites et les hyposulfites;

4° Que le sulfite et l'hyposulfite éclaircissent, fluidifient le sang et lui donnent une teinte rosée très belle qu'il conserve;

5° Que ces sels, ainsi que les sulfures, n'ont qu'une action dissolvante faible sur les caillots fibro-sanguins;

6° Enfin, que le sulfite et l'hyposulfite de soude, considérés au point de vue de leur action thérapeutique, doivent prendre place à côté du sulfure de sodium.

Fontan avait remarqué que les malades venus aux eaux sulfurées avec de la salivation mercurielle, la voyaient s'arrêter, et qu'au bout de quelque temps ils pouvaient reprendre la médication sans danger et sans crainte de voir revenir l'hydrargyrisme. Les médecins exerçant aux eaux minérales, ont reconnu la vérité de ces assertions. Les expériences d'Astrié, cherchant la cause de cette immunité que les eaux donnaient aux malades soumis au traitement mercuriel, ont prouvé, ainsi que nous l'avons déjà dit, que les hyposulfites, mais surtout les sulfites, fluidifiaient les matériaux albuminoïdes et qu'ils dissolvaient les composés insolubles formés par l'albumine avec le mercure.

1° Le mercure, fixé dans nos organes à l'état d'albuminate insoluble, est rendu soluble par les eaux sulfurées.

2° Les hyposulfites et sulfites impriment plus d'activité aux sécrétions et aux excrétions.

Le composé mercuriel, devenu plus soluble, est entraîné hors de l'économie par les excrétions cutanées et urinaires devenues plus actives. Ainsi est expliquée cliniquement la prétendue spécificité des eaux sulfurées dans la syphilis. Cette action du soufre permet donc de continuer la méthode curative tant qu'il en est besoin, sans avoir à redouter les accidents mercuriels.

Le Dr Pégot (de Bagnères) a reconnu que l'arsenic est bien mieux toléré par l'économie lorsque l'on fait en même temps usage des eaux sulfurées.

Il y a bien longtemps que le soufre a été employé dans la cachexie saturnine, dans les coliques de plomb, dans les cas d'intoxication saturnine ancienne; les eaux sulfurées réussissent là, comme elles réussissent dans les accidents hydrargyriques.

Un mot maintenant sur les principales stations de cette classe. Il va sans dire que nous ne donnons pas à chaque source le nom de toutes les maladies qui s'y traitent, mais seulement le nom de celles qui forment sa spécialisation en thérapeutique.

Ax (Ariège). — Altitude 720 mètres. Cinquante-trois sources de minéralisation et de température variées : quarante sources de + 14 à 77°, dont treize de + 40 à 50° et onze de + 60 à 70°.

L'eau de la source La Viguerie contient : monosulfure de sodium 0gr. 020; des chlorures, du sulfate et du silicate de soude; du silicate de chaux et de magnésie, de la silice, du fer, de l'alumine, des traces d'iode, d'acides phosphorique, borique, du sulfure de potassium, de la lithine.

Eaux bleues. Établissement.

Le Dr Alibert les partage en trois groupes : le premier ne contient ni soufre, ni barégine; le deuxième renferme du soufre et de la barégine; le troisième présente du soufre et pas de barégine.

Employées en bains, boissons, douches, étuves.

Thérapeutique. — Rhumatismes chroniques articulaires, musculaires; dermatoses, eczéma, impetigo; catarrhe des bronches. Ces eaux seront utiles chez les lymphatiques et les scrofuleux.

Spécialisation.— Rhumatismes musculaires chroniques fixes, arthrites rhumatismales chroniques avec empâtement des articulations, raideurs articulaires, névroses, névralgies, scrofule à forme torpide, chlorose dépressive.

Luchon (Haute-Garonne). — Altitude 692 mètres.

Quarante neuf sources d'une température de + 34 à + 68°. Le sulfure alcalin varie de 0,0179 à 0,0788.

Minéralisation. — Les matières fixes donnent par litre de 0,1924 à 0,2811 répartis entre les sulfures de sodium, de fer, de manganèse, de cuivre; le chlorure de sodium; les sulfates de potasse, de soude, de chaux; les silicates de soude, de magnésie, d'alumine. Dans l'eau de certaines sources, on trouve des traces d'iodure de sodium, d'hyposulfite de soude, etc. La barégine varie de 0,0315 à 0,0347. Eaux blanches.

Source ferrugineuse.

Cette variété de température et de minéralisation réunies dans la même station, forme une gamme excessivement précieuse pour l'application des propriétés thérapeutiques de ces eaux.

Les sources Ferras et Bosquet sont des sources tempérées à sulfuration légère; elles sont employées au début du traitement. La source Blanche (lait de soufre) exerce une action modérée, utile chez les personnes nerveuses. Puis viennent les sources excitantes et fortement minéralisées.

Installation balnéaire complète.

Thérapeutique. — Maladies chroniques de la peau liées aux diathèses scrofuleuse, lymphatique, herpétique; affections parasitaires; eczéma, impetigo, acné, prurigo, lichen, psoriasis, etc.

Affections chroniques des voies respiratoires, catarrhes des bronches, laryngite, asthme catarrhal; aphonie.

Maladies des voies génito-urinaires; catarrhe vésical (forme atonique); hypertrophie de la prostate; uréthrite chronique sans le moindre symptôme d'acuité.

Métrite chronique; catarrhe, engorgement et ulcérations du col (forme torpide et indolente); aménorrhée, flueurs blanches acides.

Rhumatismes articulaires chroniques, rhumatismes

noueux, rhumatismes musculaires, névralgies anciennes, sciatique; paralysies.

Engorgement et suppuration des glandes, ostéite, carie, fistules; tumeurs blanches, vieux traumatismes.

Spécialisation. — Dermatoses chroniques: eczéma, lichen, impetigo, dartres à marche lente, etc.; bronchites, pharyngo-laryngites chroniques, pharyngite granuleuse; arthritisme et ses manifestations cutanées, musculaires, articulaires, etc.; névralgies rhumatismales, scrofule à marche lente et toutes ses manifestations : cutanées, ganglionnaires, respiratoires, etc.; la paraplégie, la syphilis chronique et ses manifestations; la syphilis larvée.

Il y a un certain intérêt, croyons-nous, à rapprocher de ce tableau des affections traitées à Luchon à notre époque, la liste des maladies qui y étaient adressées le siècle dernier.

Campardon de Masseube, chirurgien-major des eaux et de l'hôpital de Bagnères de Luchon, correspondant de l'Académie de chirurgie, dans un mémoire publié en 1763 dans le *Journal de Médecine*, sur les « Eaux minérales et sur les bains de Bagnères de Luchon appuyé sur des observations », etc., dit que ces eaux conviennent :

« Dans les engorgements lymphatiques, crispations « convulsives qui causent presque tous les rhumatismes;

« Dans les passions hystériques, hypochondriaques, « hémorrhoïdales, les affections néphrétiques; embarras « des reins, de la vessie et autres maladies des voies « urinaires;

« Phthisie, asthme; maladies des poumons;

« Affections venteuses de l'estomac et des intestins;

« Obstructions du foie, de la rate, du mésentère, du « pancréas, de la matrice et des autres viscères;

Contre-indications. — L'emploi de ces eaux doit être surveillé avec soin, car leur usage réveille les phlegmasies chroniques. Il ne faut donc pas les employer chez les gens surexcités, surexcitables, ou nerveux, pas plus que dans la forme éréthique des maladies. « On ne doit les prescrire qu'avec beaucoup de prudence aux per- « sonnes qui ont une disposition aux tubercules. » (Patissier.) Nous ajoutons qu'elles doivent être formellement interdites, s'il existe des soupçons de tuberculisation.

CAUTERETS (Hautes-Pyrénées). — Altitude 992 mètres. Vingt-deux sources. Etablissements balnéaires complets. Sources de + 31° à + 55° (les Œufs), + 53 à 56°, Rieumizet + 16°. — Les sources de César 45°,40 et des Espa-

---

« Suppression des règles, pâles couleurs, palpitations « de cœur;

« Maladies de la peau, dartres, suites fâcheuses de « l'acrimonie des humeurs;

« Elles réussissent à merveille pour les roideurs des « tendons et des ligaments à la suite des entorses, des « luxations et des fractures; contre les difficultés de « mouvoir les membres à la suite de certaines opérations « indispensables de la chirurgie, soit pour tirer des « corps étrangers, soit pour emporter des callosités;

« Elles ne sont pas moins utiles pour calmer les dou- « leurs qui se font sentir à la suite des plaies d'armes à « feu ou autres. Elles sont souveraines pour faciliter la « sortie des corps étrangers, pour favoriser l'exfoliation « des os;

« Elles peuvent fondre et ramollir les endurcissements « qui se forment par l'épaississement de la synovie et « remédier à l'érétisme et aux contractions convulsives « de toutes les parties musculeuses, tendineuses, aponé- « vrotiques et nerveuses de quelque cause qu'ils procè- « dent, même des *reliqua* de la petite vérole.

gnols 45°,20 sont les plus excitantes : cette propriété les fait employer dans le traitement des affections dont l'activité a besoin d'être réveillée. On les emploie en douches, en gargarismes, dans les scrofules, les rhumatismes, les dermatoses. La Raillière + 38°65, minéralisation 0,1827 dont 0,0194 de sulfure de sodium. La source du Mauhourat 50° digestive. Les eaux du Rocher, de Rieumizet, du Petit-Saint-Sauveur, sont tempérées et sédatives ; Pauze vieux + 43°.

Thérapeutique. — Les vieux traumatismes, lésions osseuses, articulaires, tendineuses, vieilles entorses, plaies atoniques, les affections scrofuleuses, lymphatiques à forme torpide, seront adressées aux eaux excitantes des sources des Œufs, de César, des Espagnols.

Rhumatisme ; engorgements articulaires consécutifs ; accidents secondaires et tertiaires de la syphilis ; affections chroniques des fosses nasales, de la muqueuse pharyngo-laryngée, des bronches ; vieilles bronchites à retours fréquents, asthme humide ; chloro-anémie ; les convalescences des fièvres graves et longues ; maladies anciennes de la peau, scrofulides ; certaines névroses hystériques ; métrites, engorgement passif péri-utérin à forme torpide chez les anémiées et les déprimées ; conjonctivite chronique.

Spécialisation. — Catarrhes bronchiques chroniques, affections de la muqueuse pharyngo-laryngienne, etc. (La Raillière). Affections du tube digestif : entéralgie, diarrhée chronique, entérite pseudo-membraneuse, gravelle urique, (Mauhourat). Affections utérines, leucorrhée, dysménorrhée, engorgements passifs, catarrhe utérin, empâtements péri-utérins chez les lymphatiques déprimées (Petit-Saint-Sauveur). Rhumatisme (sans complication de goutte) et ses manifestations (César). Scrofule, à forme torpide surtout, et ses manifestations cutanées, glanduleuses, osseuses, etc. Chloro-anémie.

Contre-indications. — La goutte et ses manifestations, la tuberculisation, les affections chroniques organiques du cœur et des gros vaisseaux.

EAUX-BONNES (Basses-Pyrénées). — Altitude 703 mètres. Minéralisation 0,6045 dont 0, 3423 de chlorure de sodium. Six sources de + 12° à + 32° Cette station présente des conditions autres que celles des stations que nous venons d'étudier : d'abord son altitude, puis sa situation au fond d'une gorge ouverte à l'ouest seulement, et protégée de tous les autres côtés par de hautes montagnes, enfin sa minéralisation. Elle présente une sulfuration très franche, mais elle contient une proportion élevée de chlorures sodiques ; le carbonate et le silicate sodiques font presque complètement défaut ; les bases calciques sont plus élevées. Ce sont donc des eaux chlorurées peu altérables, ne s'altérant que lentement et d'une thermalité moyenne. Employées en boissons, rarement en bains et douches.

Spécialisation. — Son emploi est limité aux affections des voies respiratoires ; sa spécialisation dans la phthisie est connue de tout le monde. René Briaut qui y exerce chaque année, cité par Rombaud, explique ainsi son action. « L'eau sulfurée de Bonnes est hypersténisante ; « elle produit une stimulation générale sur toutes les « fonctions dont elle relève la vitalité d'une manière « notable et sensible, dans l'immense majorité des cas. « Mais ce qui la distingue parmi les autres eaux sulfu- « reuses, c'est l'action élective particulière qu'elle exerce « sur les voies respiratoires. Cette action se fait sentir : « 1° en dissolvant et en faisant disparaître les engorge- « ments, indurations et engouements qui se produisent « soit spontanément, soit à la suite de maladies anté- « rieures des bronches, du tissu pulmonaire ou des « plèvres ; 2° en agissant comme substitutives sur les « inflammations apyrétiques subaiguës ou chroniques

« des mêmes organes, ainsi que celles du pharynx et du « larynx, et en produisant dans ces parties une irritation « spéciale, facilement appréciable dans un grand nombre « de cas, laquelle change le mode morbide, et fait en « définitive disparaître les affections chroniquement « établies dans un ou plusieurs points de l'appareil res- « piratoire. » L'hémoptysie ne survient presque jamais pour la premières fois aux Eaux-Bonnes. La prédominance des chlorures, la thermalité modérée expliqueraient cette spécialisation.

Les phthisiques lymphatiques à fibres molles, peu excitables, sont ceux qui retireront le plus d'avantages de l'usage des Eaux-Bonnes.

Contre-indications. — Ces eaux ne devront pas être employées dans la phthisie à forme éréthique, dans les affections fébriles, dans la phthisie se développant chez un sujet à tempérament sanguin.

BARÈGES. — Altitude 1232 mètres. Quinze sources de + 29 à 45°. Minéralisation : Source Tambour + 44°,25 0.2084, dont 0.421 de sulfure de sodium; chlorure de sodium, silicates de chaux, de soude, de magnésie; sulfate, borate, phosphate de soude; iodure de sodium, oxyde de fer; matière organique. Ces eaux sont très excitantes; il faut en graduer l'emploi, et n'arriver que progressivement à la source la plus forte. Leur sulfuration augmente du reste avec la température, ce qui en facilite l'emploi; de plus elles ont une composition stable. Ces propriétés expliquent leur action si puissante tant interne qu'externe. Bel établissement.

Thérapeutique. — Accidents du lymphatisme et de la scrofule ancienne; maladies des os et des articulations; ostéites chroniques, caries; trajets fistuleux; abcès, ulcères atoniques, tumeurs blanches; rhumatisme atonique; syphilis.

Spécialisation. — Scrofule et ses manifestations, dermatoses, lésions osseuses, suites de blessures par armes à feu, ou suite de vieux traumatismes; syphilis et ses manifestations secondaires.

Contre-indications. — Les affections cancéreuses, les affections goutteuses, la phthisie pulmonaire, les maladies du foie, toute maladie inflammatoire.

SAINT-SAUVEUR. — Altitude 750 mètres. Deux sources : la principale source Saint-Sauveur + 35°, et la Hontalade + 22° sulfatée sodique fixe arsénicale. Minéralisation 0gr. 2500 dont sulfure de sodium 0,0218, silicate de soude 0,0704; arsénic.

Ces eaux sont beaucoup moins excitantes que les précédentes et cependant d'une minéralisation presque égale. Thermalité tempérée. Très sédatives.

Thérapeutique. — Rhumatisme noueux, névroses et névralgies liées à l'herpétisme et au lymphatisme.

Asthme essentiel; premier degré de la phthisie.

Affections utérines avec éréthisme.

Spécialisation. — Les affections nerveuses générales et locales, liées à l'herpétisme; la leucorrhée, l'aménorrhée tenant à un état chloro-anémique, que l'on combat par l'adjonction des eaux ferrugineuses de Viscos en boisson. La gravelle urique; dartres; bronchites chroniques; syphilis.

EAUX-CHAUDES. — Altitude 673 mètres. Minéralisation : 0.3087 dont chlorure de sodium 0.1150 et sulfure de sodium 0.0087. Station voisine des Eaux-Bonnes. Six sources de + 31 à 36°. Piscine. Grâce à leur température qui s'éloigne peu de la température du corps, et à leur faible minéralisation, elles sont très sédatives.

Thérapeutique. — Les affections traitées aux Eaux-Chaudes sont les gastro-entérites chroniques facilement excitables, les scrofules, les gastralgies et les entéralgies; les paralysies, les rhumatismes, les catarrhes, les dermatoses.

Spécialisation. — Maladies utérines dans la dépendance de la chlorose ; rhumatismes musculaires, articulaires et nerveux chez les sujets excités ou facilement excitables.

Eaux des Pyrénées-Orientales. — Ces eaux, qui sont des sulfurées dégénérées, sont moins excitantes que celles des hautes et basses Pyrénées ; elles sont abondantes, contiennent une grande proportion de glairine, et sont minéralisées par les hyposulfites et les sulfites. Moins irritantes que les précédentes, elles combattent efficacement l'excitation trop grande de la peau, les états congestifs des glandes, les affections chroniques des voies respiratoires, le catarrhe vésical, et réveillent l'action du système lymphatique.

Amélie-les-Bains. — Altitude 278 mètres. Minéralisation : Grand Escaldadon : Sulfure de sodium 0 012 ; chlorure de sodium ; carbonates de soude et de potasse ; sulfate et silicate de soude ; alumine, oxyde de fer, chaux, magnésie, glairine. Bel établissement militaire ; station d'hiver. Vingt sources de + 31° à 63°. Eaux excitantes.

Thérapeutique. — Rhumatismes ; affections catarrhales des reins, de la vessie, de l'utérus, du vagin ; dermatoses ; suites de blessures, de coups de feu ; fractures, luxations, entorses ; plaies atoniques ; engorgements glandulaires chez les sujets déprimés ou dépressibles.

Spécialisation. — Maladies chroniques de la poitrine, rhumatismes, ulcères, dermatoses humides syphilitiques et scrofuleuses, traitement des vieilles blessures, plaies atoniques.

Contre-indications. — Maladies à forme éréthique.

Le Vernet. — Altitude 620 mètres. Minéralisation : 0.2258 dont sulfure de sodium 0.0593. Six sources de + 18 à 52°. Etablissement d'hiver, vaporarium, salle d'aspiration.

Thérapeutique. — Rhumatismes chroniques, névralgies et névroses, affections de la vessie.

Spécialisation. — Maladies de la muqueuse gastro-intestinale et affections des voies respiratoires; dermatoses humides, syphilitiques et scrofuleuses.

MOLITG. — Source Llupia + 36°. Minéralisation 0,1584 dont sulfure de sodium 0,0145; deux établissements. Les eaux sont onctueuses, ce qu'on attribue à la matière organique qu'elles contiennent. Leurs effets sont sédatifs.

Spécialisation. — Dermatoses irritées, gravelle et catarrhe de la vessie.

LA PRESTE. — Sources de + 37 à 40°. Minéralisation 0,1337 dont sulfure de sodium 0,0127 ; carbonates de soude, de potasse, de magnésie, de chaux; chlorure de sodium; sulfates de soude et de chaux; acide silicique; barégine. Eaux complètement dégénérées, très onctueuses, riches en glairine, très calmantes, très diurétiques. Établissement.

Thérapeutique. — Gravelles phosphatique et urique; gravelle hépatique chez les excités; dysurie; maladies de la peau chez les éréthiques; catarrhe vésical; engorgements du foie.

Spécialisation. — Dermatoses enflammées, mais surtout affections des voies urinaires; elles calment très bien les états douloureux de la vessie et les ardeurs qui accompagnent le catarrhe vésical. Pertes séminales et pollutions liées à une uréthrite ou à une prostatite. Gravelle phosphatique.

BAGNOLS (Lozère). — Sources de + 31 à 42° très abondantes, très onctueuses au toucher, contenant beaucoup de glairine. Minéralisation 0,6132 dont chlorure de sodium 0,1428, matière organique 0,0358; acide sulfhydrique libre. Deux établissements, six piscines, une étuve, douches. Elles se rapprochent, comme applications, des eaux d'Amélie-les-Bains.

Spécialisation. — Rhumatismes; suites de fractures, de luxations, d'entorses; scrofule; dermatoses chez les lymphatiques et les scrofuleux; leucorrhées, ulcères atoniques.

SAINT-HONORÉ (Nièvre). — Sources de + 16 à + 31°. Minéralisation 0,674 dont chlorures alcalins 0,305. Glairine, iode, lithine, oxyde de fer; acide sulfhydrique libre 0,070; arsénic.

Sa situation au centre de la France rend ces eaux très précieuses pour les habitants du Nord. Par leur faible sulfuration, elles sont utiles dans les affections du larynx, des bronches, à forme éréthique; les chlorures de sodium et de potassium qu'elles contiennent, les rendent reconstituantes et agissent de concert avec les silicates de potasse, de soude et de chaux, pour en faire un médicament efficace dans les maladies des reins et les rhumatismes. Établissement.

Thérapeutique, — Affections du larynx, de la gorge, des bronches; asthme catarrhal; dermatoses; rhumatismes chez les lymphatiques; engorgements passifs péri-utérins; affections nerveuses.

Spécialisation. — Affections laryngo-bronchiques chroniques, rhumatismes, catarrhe vésical, gravelle, chloro-anémie chez les malades qui ne peuvent supporter la médication ferrugineuse.

AIX (Savoie). — Les eaux d'Aix contiennent une assez grande quantité de gaz carbonique et des sels de chaux. Ses deux sources principales sont l'Eau d'Alun (+ 46°,5 et l'Eau de Soufre (+ 45°); elles débitent 63 624 hectolitres par vingt-quatre heures. Établissement complet contenant piscines, vaporarium, étuves (douches d'Enfer), douches, salles d'inhalation, salles de bains; elles agissent par leur thermalité. Marlioz, à 2 kilomètres, source sulfurée froide, sert à la boisson, aux pulvérisations, inhalations gazeuses, etc. Il en est de même de Challes.

Thérapeutique, — Rhumatisme sous toutes ses formes; lymphatisme et ses manifestations.

Spécialisation. — Rhumatismes locaux ou généraux, rhumatismes osseux déformants chez les rhumatisants non goutteux. Raideurs articulaires, empâtements péri-articulaires, etc.

Contre-indication. — La goutte.

GAMARDE (Landes). + 15, deux sources sulfureuses. — La source du vieux Gamarde contient, suivant Garrigou, 0gr,126226 de monosulfure de sodium; les autres principes minéralisateurs sont les sulfures alcalins, les bicarbonates de chaux, de soude, de magnésie, de fer, de lithine; les chlorures de sodium, de potassium, les bromures alcalins, la silice, le silicate d'alumine; tous ces principes fixes donnent ensemble le chiffre de 0gr,7210. On trouve des traces très appréciables d'iode.

Le goût de ces eaux est amer; elles sont utilisées en boissons, bains, pulvérisations.

Spécialisation. — Affections catarrhales des muqueuses des voies respiratoires chez les lymphatiques et les scrofuleux.

SAINT-BOÈS (Basses-Pyrénées). — Froides. Minéralisation : monosulfure de sodium 0gr,130. Les principes fixes donnent un poids de 3 grammes, répartis en sulfates de chaux, de magnésie, d'alumine, de potasse, d'ammoniaque, silicate de soude, bicarbonate de chaux, chlorures de calcium, de strontium, de sodium, arsenic, oxydes de fer, de manganèse; lithine et iode, traces très sensibles; matières organiques et huile de naphte, variables de 0gr,0052 à 0gr,0099.

La sulfuration des eaux de Saint-Boès et de Gamarde dépasse celle des autres eaux sulfurées connues, excepté celle de Challes (Garrigou). Ce qui fait le caractère principal de ces eaux, ce sont les traces d'iode qu'on y rencontre et surtout l'huile de naphte, substances associées avec le fer, l'arsenic, etc.

Thérapeutique. — Ces eaux seront prescrites dans

toutes les affections des voies respiratoires, dans les catarrhes chroniques des voies génito-urinaires; les observations des Drs Lahillonne, Nogaret, Casenave, de la Roche, ne laissent aucun doute sur l'efficacité de ces eaux dans la blénorrhée, la blénorrhagie, la leucorrhée.

A Paris, nous avons souvent pu constater ses effets prompts et heureux dans les catarrhes bronchiques chez les vieillards, surtout lorsque l'expectoration est abondante. On ne doit administrer cette eau que lorsque toute trace d'inflammation a disparu. Son emploi est facile, puisque, étant froide, elle ne subit aucune altération par le transport. On la prend en boisson, coupée avec du lait, et en injections.

Spécialisation. — Catarrhe muqueux des bronches avec expectoration abondante; catarrhes de la muqueuse des organes génito-urinaires. Blénorrhée, blénorrhagie, écoulements vaginaux habituels.

ESCALDAS (Pyrénées-Orientales). — Thermales. Minéralisation 0,1445 dont sulfure de sodium 0,0333; acide silicique, glairine. Pas d'établissement.

GUAGNO (Corse). — Thermales. Minéralisation 0,262. Sulfure de sodium 0,024; acide sulfhydrique. Grand établissement; une source est affectée au traitement des maladies des yeux.

GUITERA (Corse). — Pas d'établissement. Minéralisation 0,082.

OLETTE (Pyrénées-Orientales). — Sources très chaudes de + 27 à 78°. Débit très abondant. Minéralisation 0,4315 dont sulfure de sodium 0,0283; acide silicique, 0,1430; glairine, fer, alumine, iode. Pas d'établissement.

PIETRAPOLA (Corse). — Thermales. Etablissement. Minéralisation 0,281 dont sulfure de sodium 0,021; acide silicique et glairine. En 1840, le docteur Carlotti a découvert une source ferrugineuse + 55°.

Les observations manquent pour spécialiser l'action de ces cinq sources.

IIe CLASSE

Eaux sulfurées calciques. — Enghien, Pierrefonds, Allevard, Euzet, Viterbe, Cambo (source sulfurée), Castera-Verduzan, Cauvalat-lès-le-Vigan, Digne, Guillon, Montmirail, Puzzichello.

Fontan les appelle des eaux accidentelles.

La différence fondamentale entre les deux classes sulfurées sodiques et sulfurées calciques réside dans leur base; les calciques sont plus richement minéralisées surtout en chlorure de sodium que les sodiques; elles dégagent de l'acide sulfhydrique, renferment toujours de l'acide carbonique et presque jamais de matières azotées. De plus, les calciques sont froides pour la plupart, quelques-unes tièdes. La dégénérescence donne aux sodiques des propriétés alcalines qui manquent absolument dans les calciques.

Dès le début de l'emploi des calciques, l'excitation survient, puis se calme par la continuation même du traitement; les fonctions de la peau sont stimulées, les émissions d'urine plus fréquentes, plus abondantes; l'excitation de la muqueuse des voies respiratoires produit une expectoration plus facile.

Les dermatoses, la scrofule, les affections des voies respiratoires dont on ne veut pas réveiller le caractère inflammatoire par un traitement trop énergique, trouvent dans ces stations des médications très complètes et très efficaces.

Dans le traitement de la scrofule, on discute encore la valeur des eaux sulfurées. Les uns attribuent surtout leur action aux influences hygiéniques. Il est cependant certain que, dans cet état lymphatique qui touche à la scrofule et qu'on remarque dans les familles où ont lieu des mariages entre consanguins, comme cela arrive si fréquemment chez les Israélites par exemple, les eaux sulfurées calciques, Enghien, Pierrefonds, Allevard, sont très utiles.

Les sulfurées sodiques et calciques n'agissent que sur les déterminations qui ont lieu à la périphérie chez les lymphatiques et les scrofuleux, sur la peau et sur les muqueuses respiratoire et digestive. Mais, quand il s'agit de la scrofule profonde, de lésions osseuses, de ces chapelets ganglionnaires énormes, la médication par les chlorurées (Salies, Salins), ou par les chloro-bicarbonatées (La Bourboule), doit être de beaucoup préférée.

ENGHIEN (Seine-et-Oise). — Froide. + 12°. Minéralisation 0.5105 dont chlorure de sodium 0.0392, acide sulfhydrique libre, 0^{l},0255. Etablissement balnéaire complet, joignant à la médication sulfureuse les ressources de l'hydrothérapie; les eaux ne contiennent pas de barégine.

La base calcique et la température froide de ces eaux les rendent de digestion un peu difficile; elles sont dures au toucher, et pas onctueuses comme toutes les eaux thermales qui contiennent la matière azotée. Très excitantes, leur emploi doit être surveillé avec soin; il faut commencer par des doses souvent minimes, deux à trois cuillerées à bouche. On les coupe avec du lait d'ânesse, de vache ou de chèvre.

Thérapeutique. — Scrofule et lymphatisme. Engorgements glanglionnaires; leucorrhée, aménorrhée, surtout chez les chlorotiques, les névropathes.

Affections de la peau : Eczéma, acné, psoriasis; rétrocessions exanthémateuses.

Ulcères atoniques; carie osseuse.

Rhumatismes erratiques, musculaires, chroniques. Contractions musculaires et tendineuses.

Ophthalmies catarrhales.

Vieux catarrhes de la muqueuse du pharynx, du larynx et des bronches.

Syphilis et ses manifestations muqueuses et cutanées.

Spécialisation. — Catarrhes des bronches, amygdalites, pharyngites, laryngites chroniques. Lymphatisme prononcé. Rhumatismes. Certaines dermatoses (eczéma, psoriasis, pityriasis), liées au rhumatisme, au lymphatisme ou à la scrofule.

PIERREFONDS (Oise). — Froide. + 9 à 10°. Minéralisation 0,3276 dont bicarbonate de chaux 0.2400, acide sulfhydrique libre 0^{l},0022. C'est à Pierrefonds qu'a pris naissance la pulvérisation; les appareils de Sales-Girons, leur inventeur, sont encore en usage dans presque toutes les stations thermales où l'on emploie la pulvérisation. Mêmes indications thérapeutiques que pour Enghien. Établissement.

Thérapeutique. — Affections des poumons et des bronches; angines et laryngites chroniques. Catarrhes des muqueuses des voies aériennes; maladies de la peau; douleurs rhumatismales musculaires; névralgies; engorgements ganglionnaires; manifestations lymphatiques ou scrofuleuses périphériques (peau ou muqueuses).

Spécialisation. — Dermatoses chez les lymphatiques et les rhumatisants. Affections chroniques des voies respiratoires. Catarrhe chronique. Pharyngo-laryngite, etc.

ALLEVARD (Isère). — Une source à + 24°. Minéralisation 2,240 dont carbonate de chaux 0,305, sulfate de chaux 0,298; acide sulfhydrique libre 0^{l},0247; iode, sulfates de chaux, de magnésie et de soude; chlorures de sodium, de magnésium, etc. Établissement balnéaire, vaporarium, bains de petit lait pur ou coupé avec l'eau minérale chauffée. Ces bains sont très utiles dans les dermatoses aiguës; ils sont très calmants, et rendent de grands services dans les affections nerveuses et les irritations chroniques de la muqueuse gastro-intestinale.

Thérapeutique. — Catarrhe chronique des bronches; asthme, laryngite; période terminale de la coqueluche; affections du pharynx; angines granulées liées aux diathèses scrofuleuse, herpétique, lymphatique.

Affections scrofuleuses des os, des tissus blancs; on obtient les meilleurs résultats des injections d'eau d'Allevard dans les trajets fistuleux.

Catarrhe utérin chez les lymphatiques et les scrofuleuses.

Ophthalmie chez les scrofuleux.

Spécialisation. — Scrofule, lymphatisme, herpétisme. Dermatoses enflammées. Catarrhes pulmonaires, névroses, affections chroniques du tube digestif.

EUZET (Gard). — Froides, contiennent des matières bitumineuses. Deux établissements. Minéralisation 3,340 dont sulfate de chaux 1,933. Acide sulfhydrique libre.

Spécialisation. — Catarrhe des voies respiratoires et du tube digestif.

CAMBO (Basses-Pyrénées). — Village près de Bayonne; climat doux; on y prend les eaux toute l'année. Minéralisation 2,0531 dont carbonate de chaux 0,3159, sulfate de magnésie 0,4960, traces d'oxyde de fer. La source sulfurée est thermale + 23°, la ferrugineuse est froide. La réunion de ces deux sources dans la même station, rend de grands services en thérapeutique.

Spécialisation. — Gastro-entérites chroniques, gastralgies, entéralgies, bronchites chroniques, fièvres intermittentes, chloro-anémie, convalescence des rhumatismes récents avec débilité profonde.

CASTERA-VERDUZAN (Gers). — Une source sulfurée,

une ferrugineuse. Établissement. Minéralisation 1,146 dont sulfate de chaux 0,424. Barégine.

Spécialisation. — Dermatoses, catarrhes pulmonaires, gastralgies, gravelle.

CAUVALAT-LÈS-LE-VIGAN. — Établissement thermal. Source froide. Minéralisation 1,799 dont sulfate de chaux 0,760, sulfure de calcium 0,019. Matières organiques. Acide sulfhydrique libre 0^{l},014.

Spécialisation. — Les mêmes que les eaux sulfurées précédentes.

GUILLON (Doubs). — Eaux froides. Minéralisation 0,441 dont carbonate de chaux 0,117. Acide sulfhydrique libre 0^{l},0011.

Etablissement. Douches d'eau minérale, bains russes, douches de vapeur. Souvent ces eaux, prises en bains, produisent une poussée qui disparaît au bout de deux ou trois jours.

Spécialisation. — Dermatoses, névralgies rebelles, raideurs articulaires.

MONTMIRAIL. — Source sulfurée calcique froide, nommée Gigondas; minéralisation 1,560 dont sulfates de chaux et de magnésie 0,523; traces d'arsenic; acide sulfhydrique libre 0^{l}, 0076. Dans le voisinage, source ferrugineuse. A l'article Eaux sulfatées, nous parlerons de la source sodico-magnésienne.

Spécialisation. — Dermatoses chez les rhumatisants; bronchites, catarrhes chez les chloro-anémiques.

PUZZICHELLO (Corse). — Température + 16 à 17°. Sulfurée calcique. Minéralisation 0,8273, dont bicarbonates de chaux et de magnésie 0,4625. Acide sulfhydrique 0,0473.

Actives, un peu excitantes, elles réussissent dans les maladies cutanées, sont utilisées contre les ulcères atoniques et serpigineux. Légèrement purgatives. Congestionnent le plexus hémorrhoïdal.

Spécialisation. — Rappellent les flux supprimés.

VITERBE. — Altitude 400 mètres. Sulfurée calcique. Minéralisation : Source Bulicame : 4 gr. 850 dont carbonate de chaux 0 gr. 946, sulfate de chaux 1 gr. 160 ; sulfate de fer, iode, brôme ; matières organiques. Température + 60°. Sulfatée calcique, ferrugineuse + 44°. Boues et étuves.

Spécialisation. — Rhumatismes, maladies de peau, cachexie consécutive à la syphilis et aux mercuriaux.

§ IV. EAUX CHLORURÉES

4 classes : Chlorurées sodiques simples. — Chlorurées sulfurées. — Chlorurées bicarbonatées. — Chlorurées sulfatées.

On désigne sous le nom d'eaux chlorurées, les eaux qui sont minéralisées par un chlorure. Le chlorure de sodium est celui qui se rencontre le plus souvent et le plus abondamment. Viennent après, les chlorures de magnésium et de calcium. Cette famille est la mieux définie de toutes les familles des eaux minérales, car le chlorure y est toujours prédominant.

Ces eaux sont les plus riches en minéralisation, car à côté des chlorures, dont le poids est souvent considérable, on rencontre des sulfates, des carbonates, des sulfures, quelquefois en quantités assez notables, mais chacun de ces sels ne dépasse jamais la quantité du chlorure qui y est contenu.

Les eaux chlorurées contiennent souvent du brôme, de l'iode ; ces substances se trouvent surtout dans les eaux mères des salines ou des marais salants.

Les eaux chlorurées sulfurées (Aix-la-Chapelle, Challes,

Uriage) dégagent de l'acide sulfhydrique; elles contiennent des sulfates alcalins et terreux.

Presque toutes les sources chlorurées contiennent de l'acide carbonique, et souvent en grande quantité. La présence de ce gaz permet l'usage interne de ces eaux qui, sans lui, seraient souvent indigestes et impossibles à boire.

Les unes sont froides, comme à Salies-de-Béarn et à Salins (Jura), beaucoup sont hyperthermales, Bourbonne + 59°, Lamotte + 60°, etc. La densité de ces eaux varie suivant leur degré de minéralisation. Si les eaux de Bourbon-Lancy contiennent 2 grammes de chlorure, l'eau du puits salé de Salies-de-Béarn contient 214 grammes de sels par litre, dont 204 de sel marin : il y a des quantités intermédiaires; l'eau de la mer Morte renferme 150 grammes de sels dont 135 de chlorures. Les eaux de la Méditerranée et de l'Océan contiennent de 36 à 40 grammes de sels dont 30 grammes sont des chlorures (Herpin de Metz). C'est grâce à leur thermalité, à leur quantité d'acide carbonique et à leur minéralisation, que l'on peut classer, entre elles ces différentes eaux et en faire des applications variées à la thérapeutique.

Ces eaux ne se présentent plus par groupes comme les sulfurées, elles sont isolées les unes des autres.

Les chlorurées sont, en général, transparentes et claires; vues en grandes masses, elles ont une teinte verte, sont inodores pour la plupart, sauf celles qui laissent dégager de l'acide sulfhydrique; elles ont une saveur salée plus ou moins prononcée, quelquefois le goût de bouillon de poulet très étendu.

Propriétés physiologiques et thérapeutiques. — L'action des chlorurées ne se localise pas sur tel ou tel organe, mais s'exerce sur l'économie tout entière. Leur action première est celle de toutes les eaux minérales, excitante : si l'excitation produite par les sulfurées s'adresse surtout au système nerveux, c'est en stimulant les phénomènes de la circulation tant sanguine que lymphatique, qu'agissent les chlorurées.

Prises à l'intérieur, ces eaux augmentent l'action de la muqueuse stomacale, réveillent l'appétit, relèvent les forces, provoquent l'hypersécrétion des glandes; puis, une fois absorbées, pénètrent tout l'organisme; les excrétions, urinaire et cutanée sont augmentées, le pouls devient plus fréquent, les forces semblent accrues, mais les insomnies surviennent et si leur ingestion n'est pas surveillée, il se produira de l'embarras gastrique, du vertige, de la céphalée, etc. Absorbées, elles empêchent la coagulation de la fibrine et de l'albumine, elles fluidifient donc le sang et ainsi facilitent et activent la circulation générale; les stases sanguines ne se produisent plus. Elles décongestionnent les tissus où le sang circulait difficilement.

Cet effet se fait remarquer surtout sur la circulation des organes sous-diaphragmatiques : c'est ainsi que les hémorroïdes supprimées reviennent, que les engouements passifs de l'utérus disparaissent par le retour de menstrues régulières et suffisantes.

Si sur la muqueuse buccale on met une pincée de sel gris, on voit la muqueuse *pleuvoir* de tous côtés et, au bout d'un instant, la salive est hypersécretée ; il en est de même pour la muqueuse rectale ; si on administre un lavement de 125 grammes dans lequel on aura mis de 15 à 20 grammes de chlorure de sodium, on obtiendra un effet purgatif, mais dans ces deux cas l'effet topique est violent, car les doses sont fortes.

Par l'absorption lente et graduée de ces sels bien dissous, les mêmes effets se font sentir sur les glandes mucipares et lymphatiques, qu'elles détergent, et dont elles fluidifient les sécrétions; aussi, après quelques jours de cette médication, voit-on les muqueuses se décongestionner, (la muqueuse palpébrale par exemple, chez les gens congestionnés ou les hommes sédentaires fatigués par le travail de cabinet). De rouge injectée qu'elle était, on voit la muqueuse devenir rose, se plisser, se froncer, et se couvrir d'une légère pellicule blanche qui s'exfolie. Cette action se produisant sur toute la muqueuse intestinale, sur les glandes qui en dépendent, sur le foie qui secrète une bile plus fluide, les digestions se font mieux, les garde-robes sont plus faciles, plus régulières. En facilitant la circulation sous-diaphragmatique, elles désobstruent les viscères et les glandes contenues dans l'abdomen ; elles exercent une action révulsive en décongestionnant le cerveau. Ainsi que nous venons de le démontrer, ces eaux sont détersives, décongestionnantes, et combattent la plasticité du sang.

Leur spécialisation est tout entière dans le traitement de la scrofule, de la scrofule profonde : si les eaux sulfurées sont utiles, suivant la remarque de Durand-Fardel, contre les déterminations périphériques muqueuses et dermatosiques du lymphatisme et de la scrofule, elles sont impuissantes contre la diathèse. Les lésions osseuses, les altérations des tissus, les énormes chapelets de glandes inguinales ou cervicales, les fistules qui succèdent à leur fonte purulente, les tumeurs blanches, exigent la médication chlorurée.

Les applications secondaires sont relatives au rhumatisme et aux névroses chez les scrofuleux, dans les affections chirurgicales, suites de fractures, de luxations, d'entorses, dans les altérations des tissus circonvoisins, dans les cals volumineux, etc.

Les hémiplégies, certaines dermatoses, les scrofules, la pléthore abdominale et l'hypochondrie qui en dépend, trouvent auprès des chlorurées une médication efficace et active.

Les chlorurées qui contiennent de l'acide carbonique en excès, sont utiles dans les dyspepsies, les gastralgies à forme catarrhale.

Les stations sur les bords de la mer sont assez nombreuses pour fournir aux différentes indications que présente la scrofule. Voir *Médication marine.*

•

Ire CLASSE

Chlorurées sodiques : Balaruc, Bourbonne, Bourbon-l'Archambault, Hammam-Hélouane, Lamotte, Salins, Salies-de-Béarn, Bourbon-Lancy, Niederbronn, Hambourg, Kissingen, etc.

§ V. STATIONS CHLORURÉES SODIQUES

SALINS (Jura).—Altitude 330m. Froides. Minéralisation : 29.990 dont chlorure de sodium 27.416, chlorure de de potassium 0.390, bromure de potassium 0.067. Les eaux de Salins et les eaux mères représentent une des médications les plus considérables par leur activité, et les mieux assurées dans leurs effets. Les eaux mères, qui contiennent du brôme, de l'iode, ajoutent encore à l'action des eaux de Salins, et nous permettent de trouver, en France, les ressources que nous étions obligés d'aller chercher à Kreuznach et à Nauheim. Etablissement avec hydrothérapie complète.

Thérapeutique. — Les eaux de Salins représentent une médication altérante, puis reconstituante ; elles sont résolutives et substitutives, grâce à l'adjonction des eaux mères que l'on applique souvent comme topiques. On les emploie contre le lymphatisme, la scrofule et leurs manifestations cutanées, muqueuses, musculaires, osseuses, les engorgements viscéraux et périviscéraux, le rhumatisme anémique, la goutte atonique; le scorbut, l'anémie, la chloro-anémie, l'impuissance; les engorgements utérins chroniques; la leucorrhée; les convalescences lentes et pénibles des maladies graves.

Spécialisation. — Scrofule des enfants et ses manifestations diverses.

SALIES DE BÉARN (Basses Pyrénées).—Froides : densité 1.208. Limpides, incolores, inodores, d'une saveur fortement salée avec arrière goût amer, toniques, reconstituantes, excitant les fonctions de la peau et des muqueuses. Minéralisation 22gr. 9 de chlorure de sodium (cinq fois plus de sels que Nauheim), brôme, iode, fer.

Thérapeutique. — Scrofule; engorgements ganglionnaires, affections des yeux, otorrhée, plaies, arthrites, chlorose, névropathie de cause anémique.

Spécialisation. — Lymphatisme, scrofule et toutes leurs déterminations : ganglionnaires, cutanées, musculaires, osseuses, muqueuses et parenchymateuses.

On doit attacher les malades dans leur baignoire car ils surnagent à cause de la densité de l'eau.

BOURBONNE (Haute-Marne). — Trois sources de $+49°$ à $+58°$. Minéralisation : 7.546. Elles contiennent 5gr.783 de chlorure de sodium, du silicate de soude 0gr.120 et du chlorure de magnésium 0.400, bromure de sodium 0.065. Les boues, associées à une décoction de plantes mucilagineuses, sont employées dans les affections articulaires. Établissement complet, hôpital militaire.

Bains, étuves, deux piscines, douches, qui sont données le malade étant couché, les muscles dans le plus grand état de relâchement possible. La haute thermalité n'est pas recherchée. Le traitement externe domine la cure; l'eau est désagréable à boire et de digestion difficile ; on ne considère son usage interne que comme accessoire. L'action purgative qu'on lui attribue, manque souvent.

Ces eaux sont énergiques, elles agissent comme détersives, toniques et excitantes. On fera bien de les réserver pour les adultes.

Thérapeutique. — Scrofule, lymphatisme.

Rhumatismes articulaires, musculaires, tendineux, chroniques; névralgies; dermalgies; tumeurs blanches; luxations, entorses, ankyloses.

Ostéite, périostite, carie, nécrose.

Vieux traumatismes, blessures par armes blanches, coups de feu; fractures.

Paralysies consécutives aux états congestif et hémorrhagique du cerveau dans le moment le plus rapproché de la période de réparation; paralysies; rétractions musculaires; engorgements ganglionnaires chroniques,

Spécialisation. — La scrofule, ses manifestations rhumatismales, osseuses, fibreuses, musculaires, articulaires. Arthritis, ses manifestations articulaires sur les tissus fibreux, musculaires. Lymphatisme et ses manifestations rhumatismales; suites de vieilles blessures avec altération des tissus. Certaines paralysies, hémiplégies.

BOURBON-L'ARCHAMBAULT (Allier).—Une source à + 52°; minéralisation : 4.357 dont chlorure de sodium 2.240; chlorures de magnésium et de calcium, 0.070; bromure alcalin, crénate de fer, acide carbonique libre. Eaux excitantes. Hôpital civil et militaire. — Source ferrugineuse. Bains, étuves, douches.

Spécialisation. — Scrofule et rhumatisme, rhumatisme goutteux, hémiplégie, atrophie musculaire.

BALARUC. — Source à + 47°.9 grammes de minéralisation dont 6,802 de chlorure de sodium, chlorure de magnésium. Eaux laxatives.

Thérapeutique. — Lymphatisme, paralysies cérébrales ou de nature rhumatismale. Rhumatismes anciens, traumatismes, scorbut.

Spécialisation. — Paralysies cérébrales, rhumatismales ; diathèse scrofuleuse. Rhumatismes chroniques et goutteux. Névralgies, sciatique.

LAMOTTE (Isère). — Source de + 58° à + 60°. Minéralisation 7gr.41 dont 3 grammes de chlorure de sodium, sulfate de chaux, bromures et sels de fer (crénates).

Thérapeutique. — Scrofule, rhumatisme, atonie des organes, engorgements œdémateux des membres.

Spécialisation. — Maladies utérines, congestion par atonie de l'organe ; dysménorrhée et aménorrhée ; empâtements lymphatiques péri-utérins.

MOUTIERS (Savoie). — Altitude 492m ; température + 36° à 38° ; minéralisation : 16 grammes dont 11 grammes de chlorure de sodium. On désigne cette eau sous le nom d'eau de mer thermale. Arsenic, iode et fer, lithine. Établissement.

Bains avec eaux mères, douches. Cette eau, gazeuse et thermale, peut se prendre en boisson, ce qui est impossible à Salins (Jura) ou à Salies. Les boues minérales s'emploient en applications locales. L'action physiologique de ces eaux est d'exciter les systèmes nerveux et circulatoire.

Spécialisation. — Lymphatisme et scrofule, leurs manifestations. Prophylactiques ou curatives des engorgements glandulaires, carreau, scrofulides; affections articulaires, arrêt de développement, rachitisme. — Arthritisme, goutte atonique, rhumatisme goutteux, chronique ; paralysies rhumatismales ; arthritides ; chloro-anémie.

Contre-indications. — Inflammations de nature sthénique ou excitabilité nerveuse.

BOURBON-LANCY (Saône-et-Loire). — Sources très abondantes de + 18° a + 56°. Minéralisation 1gr,755 dont 1gr,170 de chlorure de sodium ; traces d'oxyde de fer ; arsenic, manganèse, iode, lithine ; ces eaux laissent dégager de l'acide carbonique et de l'azote ; laxatives. Action douce, sédative, très reconstituante.

Bel établissement; bains, douches, vastes piscines à eau courante, salle d'inhalation.

Thérapeutique. — Toutes les formes de rhumatismes, surtout les formes douloureuses et irritables, entre autres le rhumatisme noueux; les rhumatismes viscéraux; les névralgies sciatique, crurale etc; paralysies de la sensibilité hystérique ou d'origine rhumatismale; goutte à forme éréthique; métrite éréthique; irritabilité de l'utérus; névralgies utérines; dysménorrhée; vaginisme: névropathies en général; dyspepsie flatulente.

Spécialisation. — Métrites irritables, vaginisme, chloro anémie chez les névropathes; surtout arthritisme chez les scrofuleux et les lymphatiques éréthiques, ses manifestations cutanées, musculaires; rhumatisme goutteux même avec diarrhée séreuse; paralysies d'origine cérébrale, rhumatismale, hystérique; affections chirurgicales; affections cutanées, prurigineuses.

ROUCAS-BLANC (Bouches-du-Rhône). — Bords de la Méditerranée. Thermales. + 22° : Minéralisation : 25 grammes, dont 20 grammes de chlorure de sodium; chlorure de magnésium, sulfates de chaux, de soude, de magnésie, de potasse, oxyde de fer et manganèse, lithine, bromures et iodures. Très laxatives, reconstituantes.

Thérapeutique. — Lymphatisme, scrofule; aménorrhée, dysménorrhée; adœnites cervicales sous-maxillaires; catarrhe utérin, engorgements passifs du corps et du col; constipation opiniâtre; diarrhée chronique; ostéomalacie.

Plaies atoniques; polysarcie; rachitisme.

Spécialisation. — Affections utérines chez les scrofuleuses et les lymphatiques; adœnite, lésions osseuses; polysarcie; constipation opiniâtre.

NIEDERBRONN. — Température + 17°,5. Minéralisation : 4gr62 dont 3gr08 de chlorure de sodium. Ces eaux abandonnent, comme gaz libre, azote 17 centimètres cubes, acide carbonique 10 centimètres cubes. La source principale est seule employée en boisson. Pour obtenir un effet purgatif, l'eau minérale est prise à la dose de 2 ou 3 litres par verrées rapprochées.

Pour une action résolutive, on emploie des bains d'une demi-heure à deux heures. Usage modéré de la boisson.

Pour un résultat tonique, bains à faible température de courte durée.

Thérapeutique. — Lymphatisme et scrofule; eczéma; engorgements utérins; rhumatisme; paralysie; hypochondrie; engorgements du foie, calculs biliaires.

Spécialisation. — Lymphatisme, scrofule, engorgements utérins et eczéma tenant à ces diathèses; obésité.

HAMBOURG. *Allemagne.* — Température + 10° à 12°. Minéralisation de 6 à 19 grammes, dont chlorure de sodium de 4 à 14 grammes. Acide carbonique libre, et carbonate de fer. L'eau de la source Elisabeth provoque l'apparition menstruelle chez la femme, et favorise en général les phénomènes congestifs.

Spécialisation. — Dyspepsie chez les lymphatiques; hémorrhoïdes, hypochondrie.

KISSINGEN. *Allemagne.* — Température + de 9° à 18°. Minéralisation : de 3 à 9 grammes, chlorure de sodium de 1g·,96 à 5g·,27. Dans la source Racotzy, il y a 1 gramme de carbonate de chaux. Eaux mères des salines. Son action du côté du tube digestif, consiste en redoublement de l'appétit, accélération de la circulation sanguine, impulsion nouvelle donnée aux fonctions de la digestion.

Purgatives, toniques, excitantes, ces eaux conviennent dans la dyspepsie chez les faibles et les anémiés; elles sont contre-indiquées chez les sujets sanguins ou congestionnés.

Spécialisation. — Affections du tube digestif chez les scrofuleux et les lymphatiques.

IIe CLASSE

Eaux chlorurées-sulfurées. — Uriage, Gréoulx, Challes, Aix-la-Chapelle.

Les caractères généraux sont les mêmes que ceux de la classe précédente.

Uriage (Isère). — Altitude 414 mètres. Source de + 27°. Minéralisation 11gr,129 dont 7gr,236 de chlorure de sodium; sulfates de chaux, de magnésie, iodure de calcium, acide sulfhydrique libre. Source ferrugineuse. Etablissement.

Thérapeutique. — Rhumatismes chroniques; dermatoses rebelles; catarrhes dans leur période apyrétique; névralgies, sciatiques, syphilis.

Spécialisation. — Scrofule et lymphatisme dans leurs manifestations cutanées, eczéma sous toutes ses formes, acné, impetigo, etc., surtout chez les enfants.

Gréoulx (Basses-Alpes). — Température de + 10° à + 38°. Minéralisation faible 2gr·629; dont chlorure de sodium 1.541; sulfure de calcium 0.050; chlorure de magnésium 0.195; iodures et bromures, acide silicique, carbonate et sulfate de chaux, matière organique (glairine); dégage de l'acide sulfhydrique. Baignoires, étuves et douches. On emploie la glairine en cataplasmes.

Thérapeutique. — Rhumatismes, névroses, vieux traumatismes, dermatoses.

Spécialisation. — Lymphatisme, scrofule. Affections utérines chez les malades qui redoutent une médication trop active.

Challes (Savoie). — Froides. Minéralisation : 3.453, chlorure de sodium, carbonate de soude, brôme 0,0292; iode 0,01068; mono-sulfure de sodium 0,513; elles dégagent de l'acide sulfhydrique. Sont employées en boisson à Aix.

Thérapeutique. — Lymphatisme, scrofule, et leurs manifestations cutanées, muqueuses, ganglionnaires, osseuses ; rhumatismes, affections de la muqueuse respiratoire ; syphilis, maladies de l'utérus et de ses annexes ; ulcères chroniques.

Spécialisation.— Scrofule, ozène, lupus ; catarrhe des bronches, etc. Engorgements ganglionnaires, goîtres, syphilis rebelle et larvée. Engorgements chez les chevaux atteints d'éruption farcineuse, de catarrhes chroniques, et toutes les affections dartreuses des animaux domestiques.

Aix-la-Chapelle (Aachen, Allemagne). — Sources de + 45° à + 55°. Minéralisation. Source Kaiserquelle 4 gr. 1019 dont chlorure de sodium 2 gr. 6393, carbonate de soude 0,6504, carbonate de chaux 0,1185, lithine, fer, brôme, iode, etc. Rotureau les a justement comparées à celles d'Uriage. On y traite la syphilis par les frictions mercurielles tout en administrant les eaux de cette station.

Spécialisation. — Scrofule, lymphatisme, rhumatisme, syphilis et leurs manifestations.

IIIe CLASSE

Eaux chlorurées bicarbonatées. — La Bourboule, Saint-Nectaire.

Les eaux de cette classe contiennent des carbonates sodiques plus stables que les carbonatées calciques ; ces sels rapprochés des chlorures donnent à ces eaux, un caractère particulier qu'accentue la présence de l'arsenic, dans une proportion jusqu'alors inconnue dans les eaux minérales.

La Bourboule (Puy-de-Dôme). — Altitude 848 mètres. Sur 6 gr. 6695 de minéralisation, elles contiennent 3 gr. 9 de chlorure, 1 gr. 94 de bicarbonate sodique ; 0 gr. 007 d'arséniate de soude, et de la lithine. Les différentes sources présentent une thermalité de + 10° à + 60°.

C'est grâce aux travaux et à la persévérance de Choussy, que La Bourboule a été signalée à l'attention des médecins. Ce sont les travaux de Bazin et de Guéneau de Mussy qui sont venus confirmer les faits déjà connus, en élever la signification, et mettre hors de doute la vertu curative de ces thermes.

Installation balnéaire complète.

La minéralisation de cette eau impose au médecin traitant une extrême prudence; il ne doit procéder, au début, que par petites doses, et s'assurer qu'elles sont bien tolérées, avant de passer à des doses plus fortes. Ces eaux sont éminemment reconstituantes.

Thérapeutique. — La scrofule et toutes ses déterminations osseuses, muqueuses, cutanées, surtout les dermatoses sèches : l'eczéma, même avec altération des tissus; l'acné, le psoriasis; les chapelets ganglionnaires avec suppuration; les rhumatismes chez les scrofuleux et les herpétiques; la fièvre intermittente, alors que le sujet est profondément anémié; les catarrhes muqueux; la phthisie chez les scrofuleux; l'asthme diathésique;

Les cachexies, surtout la paludéenne, avec leurs conséquences;

La goutte à forme atonique;

Les affections herpétiques de la peau, de la muqueuse des voies respiratoires : angines, laryngites, bronchites; emphysème, asthme.

Le diabète semble y être heureusement modifié; il faut attendre cependant un plus grand nombre d'observations pour se prononcer.

Les albuminuriques se trouvent également soulagés par l'usage de ces eaux.

Spécialisation. — Scrofule et herpétisme et toutes leurs manifestations; la phthisie.

Saint-Nectaire (Puy-de-Dôme). — Altitude 784 mètres. Nombreuses sources de + 18° à + 44°. Trois établissements. Minéralisation : 6gr,5 dont 2 grammes de chlorure sodique; bicarbonates mixtes; arsenic, strontiane, alumine, silice. Le gaz acide carbonique très abondant, y est utilisé en bains, en douches et en injections. Une source ferrugineuse, la source Rouge, très riche en acide carbonique.

Thérapeutique. — La scrofule, ou mieux le lymphatisme et ses déterminations muqueuses, cutanées, et ganglionnaires, les arthrites sèches, les empâtements péri-articulaires, certaines manifestations arthritiques; les blépharites chroniques, conjonctivites granuleuses, taies de la cornée, liées à la scrofule; le rhumatisme chronique, *qu'il soit ou non accompagné d'accidents cardiaques*, disent les médecins de la station (Vernier et Dumas-Aubergier). Les affections utérines; les catarrhes; les leucorrhées; les dysménorrhées; les affections catarrhales du tube digestif; la chloro-anémie.

Spécialisation. — Scrofule, lymphatisme et rhumatisme avec ou sans complication cardiaque chez les enfants. Névroses; sciatiques, paralysies rhumatismales ozène, otorrhée, coxalgie.

4e CLASSE

Eaux chlorurées sulfatées : Saint-Gervais, Brides, Baden (Suisse), Cheltenham.

Saint-Gervais (Savoie). — Altitude 656 mètres. Plusieurs sources de + 20° à + 42°. Minéralisation : 1gr,6 de chlorure sodique; près de 3 grammes de sulfates mixtes; peu de bicarbonate et de sulfate calcique. Légèrement laxatives, diurétiques, ces eaux doivent être rapprochées des eaux d'Uriage et de Gréoulx.

Thérapeutique. — Affections catarrhales, surtout celles de la muqueuse du larynx, des bronches, de l'estomac, de l'intestin.

Affections herpétiques et rhumatismales superficielles; eczéma chez les malades qui ne présentent aucun signe de scrofule.

Spécialisation. — Herpétisme, catarrhe des muqueuses, dermatoses humides.

Ces eaux servent à déceler la présence du ver solitaire et en favorisent l'expulsion.

BRIDES (Savoie). — Altitude 570 mètres. Température + 35°. Minéralisation 5gr,9070; chlorure de sodium, sulfates de soude, de chaux, de magnésie. Étuves.

En boisson : effet purgatif.

Spécialisation. — Obésité,

CHELTENHAM. — Eaux froides. Chlorurées sodiques et calciques fortes; dégagent de l'acide carbonique. Minéralisation : 9 gr. 205 dont chlorure de sodium 6 gr., carbonate de chaux 0 gr. 100.

Les eaux de Cheltenham doivent être prises en très petite quantité, car elles sont lourdes et de digestion difficile.

Thérapeutique. — Ces eaux chlorurées sont utiles dans les affections non inflammatoires du foie, dans les hypertrophies congestives, dans les dyspepsies, les gastro-entéralgies tenant à un état atonique du tube digestif. L'eau des sources ferrugineuses est employée dans la chloro-anémie avec constipation.

BADEN (Argovie). — Sources de + 48°,6 à + 51°. Minéralisation 4gr,3514; chlorures de sodium, de potassium, de calcium; sulfates de soude, de magnésie, de chaux. Eau limpide, incolore, arrière-goût amer, odeur légèrement sulfureuse. Boisson, bains, bains de vapeur, douches, inhalations.

Diurétique, diaphorétique, laxative, cette eau produit le phénomène de la poussée.

Thérapeutique. — Rhumatismes, traitement externe; goutte, traitement interne; engorgements glandulaires; catarrhe bronchique; asthme; pléthore abdominale; hémorrhoïdes; paralysies consécutives aux congestions cérébrales; névralgies; névroses.

Spécialisation. — Arthritisme, goutte et rhumatisme; scrofulides, engorgements glandulaires, utérins.

§ V. — EAUX BICARBONATÉES

4 classes : Bicarbonatées sodiques. — Bicarbonatées chlorurées. — Bicarbonatées sulfatées. — Bicarbonatées sulfatées chlorurées.

Généralités. — Les bicarbonatées se subdivisent en quatre classes : 1° soit que le bicarbonate prédomine seul; 2° soit qu'il partage cette prédominance avec les chlorures; 3° soit que les sulfates, à leur tour, prédominent; 4° soit enfin que les carbonates, les chlorures, les sulfates se rencontrent dans la même eau en proportions à peu près égales.

Cette famille est presque exclusivement composée par les sources minérales jaillissant sur le sol français. La quatrième classe seule fait exception.

Ce qui caractérise cette famille, c'est la présence des carbonates alcalins; celui qui s'y rencontre le plus fréquemment est le bicarbonate de soude, puis le carbonate de chaux et enfin le bicarbonate de magnésie.

Dans un grand nombre de sources, le sel de soude se trouve à l'état de bicarbonate, à cause de l'acide carbonique que l'on y rencontre en excès. Ces eaux offrent avec les eaux sulfurées ce caractère commun de ne pas être stables, seulement les eaux sulfurées s'altèrent par action chimique et les eaux bicarbonatées par action physique (Durand-Fardel). La pression cessant, l'excès d'acide carbonique s'échappe, le bicarbonate se change en carbonate neutre; de plus, les sels tenus en dissolution par l'excès de gaz carbonique, se précipitent ainsi que nous l'avons déjà dit; les sels de chaux, de magnésie, de fer se déposent, et le fer s'emparant de l'oxygène de l'air, devient du peroxyde de fer insoluble. Ces eaux contiennent des sulfates, des chlorures, des phosphates, de la chaux, de la magnésie, du fer, de l'arsenic et de la lithine.

Les bicarbonatées sont limpides, sans odeur, sauf celles qui contiennent des sulfates; leur goût est acide, piquant, pour celles qui renferment de l'acide carbonique en excès; d'autres ont une légère odeur sulfurée à cause de l'acide sulfhydrique qui s'en dégage,

Les unes sont chaudes : Vichy, Royat; les autres froides : Vals, Pougues.

Les bicarbonatées ont des propriétés thérapeutiques qu'elles tiennent et de l'acide carbonique, et du sel qui les caractérise : sous l'influence de la base, *soude*, le sang devient plus fluide, alcalin; cette alcalinité se répand dans l'économie, et agit sur l'acide urique qui, se combinant avec la soude en excès dans le sang, devient de l'urate de soude soluble, qui est alors excrété par les urines. De plus, la soude s'empare des acides hypersécrétés dans l'estomac, modifie ainsi les sécrétions stomacales et arrête les affections causées par la production des acides en trop grande abondance : ces sels alcalins agissent d'une façon que l'on ne peut nier, sur les sécrétions hépatiques, fluidifient la bile, la rendent plus coulante, et favorisent l'expulsion des calculs; mais l'action n'est pas la même suivant que la base est sodique, calcique ou magnésienne : c'est ce qui explique les différentes classes formées dans cette famille.

Ire CLASSE

Ier GROUPE

Bicarbonatées sodiques. — Vichy, Vals, le Boulou, la Chaldette.

Ces eaux sont les plus importantes de la classe; elles sont relativement plus fixes, car la déperdition de gaz ne se fait pas sentir dans les applications thérapeutiques, l'eau étant prise à la source. L'altérabilité n'est appréciable que sur les sels de chaux, de magnésie, etc. Le fer et l'arsenic (surtout dans la Dominique, Vals), commencent à apparaître. Digestives.

Ces eaux, ainsi que le dit Pâtissier en résumant les propriétés médicales des bicarbonatées, sont altérantes; elles modifient la constitution des liquides et des solides de l'économie; elles diminuent la plasticité du sang, fluidifient la lymphe, la bile, etc., alcalinisent les sécrétions acides : urines et sueurs. Si elles sont données avec prudence, il n'y a ni fièvre thermale, ni poussée. Elles agissent dans les engorgements des viscères sous-diaphragmatiques, dans les dyspepsies, surtout dans la dyspepsie acide, la gastralgie goutteuse et rhumatismale, dans certaines manifestations de l'arthritisme, dans l'entérite et la colite chroniques, les engorgements du foie, de la rate, les coliques néphrétiques et hépatiques, la gravelle et la goutte.

Pour nous résumer, ces eaux s'adresssent surtout aux constitutions *bilioso-sanguines;* elles se spécialisent dans les affections du tube digestif et de ses annexes. Elles sont résolutives, reconstituantes et hyposthénisantes.

Vichy (Allier). — Neuf sources réunies, d'autres plus éloignées. Minéralisation : 8 grammes, dont 5 grammes de bicarbonate sodique; bicarbonates de chaux, de magnésie; chlorures, etc., arséniate de soude, fer. Températures très variées : les unes froides, les autres tièdes, plusieurs chaudes, d'autres enfin très chaudes; les unes sont alcalines, les autres ferrugineuses.

C'est surtout l'usage interne de l'eau qui domine à Vichy; les bains d'eau minérale, de gaz acide carbonique, les inhalations d'oxygène, l'hydrothérapie, ne sont que des adjuvants du traitement. Les succès obtenus à Vichy s'expliquent par la variété des ressources que ces eaux plus ou moins fortes, plus ou moins chaudes, contenant des sels et de l'acide carbonique dans des proportions différentes, offrent à la thérapeutique. Nous ne devons pas oublier les sources ferrugineuses, qui, corrigeant l'action hyposthénisante des eaux, permettent souvent de continuer sans danger l'usage des sources alcalines, et d'arrêter ce que l'on a appelé la cachexie alcaline.

Source des Célestins. — La seule froide de Vichy, + 19°75; la plus riche de toutes en bicarbonate de soude, (5gr.103), limpide et fraîche. Préférée par les goutteux, les graveleux, les rhumatisants, par tous ceux qui ont de l'acide urique dans les urines. Cependant, il est reconnu que l'eau de cette source, étant très excitante, détermine des retours de poussée douloureuse et inflammatoire dans les catarrhes et la gravelle : elle ne sera donc utilisée qu'en l'absence de toute trace d'affection inflammatoire ou subinflammatoire.

Puits Lardy. — + 23°, ferrugineuse, très chargée d'acide carbonique; employée dans les gastralgies, les dyspepsies, les affections chroniques du tube digestif, la chloro-anémie.

Hôpital. — + 33°, moins forte que l'eau des sources précédentes, est employée dans les affections des voies digestives : on l'utilise avec avantage chez les sujets excités, excitables et de constitution délicate, surtout dans le cas où les eaux des Célestins et de la Grande Grille pourraient paraître trop excitantes.

Grande Grille. — + 39°,18. L'eau de cette source doit être prise avec précaution et progressivement. On la spécialise dans l'obstruction des voies digestives, du foie, de la bile, de la rate, du pancréas et du mésentère.

Puits Chomel. — + 41° : eau spécialisée dans les maladies des voies respiratoires, névralgies de la poitrine, névroses, asthme; convient aux malades excités.

Source Lucas. — + 29°; convient aux dermatoses.

Puits-Mesdames. — + 16°; ferrugineuse, à 3 kilomètres de Vichy.

Sainte-Marie de Cusset. + 16°. La plus ferrugineuse des eaux de Vichy.

Thérapeutique. — Les maladies des voies respiratoires, la chlorose et l'anémie sont améliorées à Vichy. Les dyspepsies, les maladies atoniques des voies digestives, la gravelle urique, le rhumatisme, l'arthritisme avec la goutte, les dermatoses rhumatismales, les engorgements de la région sous-diaphragmatique sont les principales maladies que l'on y soigne.

Spécialisation. — Affections chroniques du tube digestif et de ses annexes, foie, pancréas, mésentère, organes uropoiétiques.

Diathèses : diabète, obésité, arthritisme, cachexie paludéenne.

Contre-indications. — Durand-Fardel a démontré que les eaux de Vichy sont nuisibles dans la forme cachectique des états qui réclament le plus directement et le plus utilement leur emploi. Dans la cachexie goutteuse, diabétique, abdominale, lorsqu'il y a hydropisie, ces eaux sont contre-indiquées ; mais dans la cachexie paludéenne et intestinale des pays chauds, les eaux de Vichy ont une action prompte et efficace.

La Grande Grille convient aux affections du foie à forme torpide.

Les Célestins, aux affections de l'appareil uropoiétique à forme torpide.

« Si les malades atteints d'affections du foie ou « des organes urinaires présentent le moindre symp- « tôme d'inflammation ou d'excitabilité, ils devront « être dirigés sur la source de l'Hôpital » (Durand-Fardel).

VALS (Ardèche). — Ces eaux, qui sont sous le rapport du bicarbonate de soude, plus minéralisées que celles de Vichy, forment un groupe du plus grand intérêt thérapeutique. Leur richesse pourrait offrir un danger au thérapeutiste imprudent, aussi faut-il se tenir sur ses gardes dans leur administration ; mais, d'un autre côté, l'abondance, la variété de leur minéralisation, leur basse température (de + 13 à 16°), la présence de sels magnésiens (Désirée), de sels ferreux (Rigolette), de la lithine (Pauline), de l'arsenic et du fer (Dominique), la faible minéralisation de quelques sources (Saint-Jean), la haute minéralisation des autres (Précieuse), permettent au médecin de remplir des indications multiples souvent très différentes les unes des autres. Ces eaux sont surtout employées en boissons.

Thérapeutique. — Maladies chroniques des organes sous-diaphragmatiques. Diathèse rhumatismale, goutteuse ; gravelle urique ; coliques néphrétiques, pléthore abdominale.

Gastrite chronique ; gastralgie, gastro-entéralgie, constipation ; engorgements du foie ; calculs biliaires ; coliques hépatiques ; ictère, hépatalgie ; engorgements du mésentère, de la rate, du pancréas ; diarrhée chronique ; cystite, catarrhe vésical ; spermatorrhée ; engorgements passifs de l'utérus ; leucorrhée ; hystérie ; migraines chez les dyspeptiques ;

Dermatoses, eczéma, psoriasis; urticaire; suites de fièvres intermittentes; diabète; obésité.

Spécialisation. — Cachexie arthritique, cachexie paludéenne; affections chroniques du tube digestif et de ses annexes; chloro-anémie profonde; glycosurie, polysarcie.

LE BOULOU (Pyrénées-Orientales). — Froides. Minéralisation : 4 gr. 405, dont bicarbonate de soude 2 gr. 431, carbonates de chaux 0,741 ; de magnésie 0,215 ; chlorure de sodium, 0,852; matière organique. Ces eaux, situées au milieu des eaux sulfurées et des sulfurées dégénérées, rendent de très grands services comme bicarbonatées sodiques.

LA CHALDETTE (Lozère). — + 32°. Bicarbonatée sodique ; faible minéralisation.

Spécialisation. — Dermatoses, métrites, névroses.

2e GROUPE

BICARBONATÉES CALCIQUES : — Les eaux de cette classe sont peu minéralisées; elles sont toutes ou presque toutes froides, et ne participent pas du caractère altérant des bicarbonatées sodiques, mais elles ont, en thérapeutique, une action bien nette et bien définie. Quelques-unes sont laxatives, toutes sont diurétiques et éliminent les résidus des combustions organiques par les fèces et par l'urine. La quantité d'acide carbonique qu'elles contiennent, les rend digestives, puis, comme effet secondaire, sédatives (Pougues, etc.) ; elles sont réparatrices. Les eaux de cette classe qui contiennent du fer sont franchement reconstituantes : Pougues, Foncaude, Alet.

POUGUES (Nièvre). — Froides + 12° : Minéralisation : 3 gr. 8349, dont bicarbonate de chaux, 1 gr. 3269; bicarbonate de magnésie, 0,9762; bicarbonates de fer, de soude; chlorure de magnésium, 0,3500; glairine, acide silicique; très gazeuses; diurétiques à petites doses; constipantes au début; toniques et sédatives.

La composition de ces eaux les rend très précieuses dans tous les cas où l'on pourrait redouter la trop grande activité d'eaux fortement minéralisées comme Vichy, Vals.

Thérapeutique. — Dyspepsies liées à un état névropathiqne ou saburral; dyspepsies flatulentes; engorgements du foie, de la rate, du mésentère; gravelle; catarrhe de la vessie; métrite chronique; chloro-anémie; scrofule.

Spécialisation. — État catarrhal et saburral des premières voies et des voies urinaires; gravelle; engorgements des annexes du tube digestif, rate, foie; coliques hépatiques et néphrétiques.

FONCAUDE (Hérault). — Thermales + 25°; contenant une forte proportion d'acide carbonique; peu minéralisées, 2 gr. 861 dont carbonate de chaux 1 gr. 880.

Thérapeutique. — Maladies nerveuses, rhumatismes nerveux. Dermatoses; eczéma, psoriasis.

ALET (Aude). — Thermales + 25°. A peine minéralisées, 0 gr. 401, contenant des bicarbonates de chaux et de magnésie; une source froide et ferrugineuse (la source rouge). Sédatives et reconstituantes, elles sont très employées comme eaux de table.

Thérapeutique. — Elles sont conseillées contre l'anémie, la chloro-anémie, la dyspepsie, les névropathies.

Spécialisation. — Chloro-anémie consécutive aux graves et longues maladies. — Migraines. — Névropathies. — Névralgies de l'appareil digestif; entéralgies, gastralgies, etc.

3° GROUPE

BICARBONATÉES MIXTES. — Les stations où l'on rencontre ces eaux, sont nombreuses : Chateauneuf, Lamalou, Sail-les-Bains, Saint-Alban, Saint-Myon, Sail-sous-Couzan, Celles, Rouzat.

Ces eaux s'éloignent du caractère excitant des eaux sodiques; elles sont fortement carbonatées et présentent des carbonates sodiques à côté des sels de chaux, de potasse, de magnésie en plus grandes quantités; plusieurs contiennent du sulfate de soude; l'analyse y constate la présence de silicates de soude et de magnésie, des chlorures de magnésium; le fer y est contenu en proportions assez notables. Elles sont reconstituantes, anti-rhumatismales et plusieurs d'entre elles sont laxatives.

Plusieurs sources décrites dans ce chapitre et sous cette dénomination par Durand-Fardel (Saint-Galmier, Renaison, Condillac, Médagne), ont été réunies par nous aux eaux carbo-gazeuses ; d'abord, parce que les sels qu'elles contiennent n'ont pas de dominante, puisque le gramme de minéralisation qu'elles présentent se répartit sur huit ou dix sels différents (excepté Condillac, qui contient 1 gr. de carbonates sur 2 gr. de minéralisation); de plus le gaz acide carbonique qui les rend digestives, leur donne leur caractéristique chimique et thérapeutique. Du reste ces eaux ne servent que comme eaux de table.

CHATEAUNEUF (Puy-de-Dôme).— Minéralisation 4^{gr},549, dont bicarbonate de soude 1 gr. 296, bicarbonate de potasse 0,540, bicarbonate de protoxyde de fer 0,034; silice, alumine, lithine, matière organique, arseniate de soude; elles contiennent du fer sous forme de crénate. Plusieurs sources sont chaudes + 36°. Belles piscines. Quant aux sources froides et ferrugineuses, elles servent comme eaux de table.

Thérapeutique. — Rhumatisme, dyspepsie, gastralgie, chloro-anémie.

Spécialisation. — Rhumatismes à frigore, rhumatismes chez les névropathiques. Les douleurs rhumatismales chez les arthritiques, les scrofuleux ou les herpétiques réclament une autre médication.

LAMALOU (Hérault). — Les sources + 35° servent pour les bains, piscines, etc.; une autre + 32°,5 sert à la buvette. Minéralisation 1gr,6722; renfermant des bicarbonates de soude, de potasse, de chaux, de magnésie, protoxyde de fer, silice, substance azotée, etc. Eaux très sédatives. Trois établissements.

Nous devons noter, d'après l'annuaire, un phénomène singulier qui se produit à La Malou. Il s'annonce par un dégagement de gaz irrespirable, qui force les baigneurs à quitter les piscines, et auquel succède un flux abondant d'eau thermale, dont la température est plus élevée qu'à l'ordinaire, et circulant avec la rapidité d'un torrent. Ce phénomène dure de 10 à 12 minutes, puis tout rentre dans l'ordre. L'eau pendant ce temps est fortement colorée en jaune.

Thérapeutique. — Rhumatismes nerveux, douleurs rhumatismales, suites de rhumatismes aigus; chloro-anémie.

Spécialisation. — Rhumatismes chez les sujets affaiblis et chez les névropathes.

SAIL-LES-BAINS. — Source froide (Urfé) + 15°, contenant des iodures alcalins; sources chaudes des Romains + 25°; source sulfurée + 23°; source ferro-sulfurée + 27°; source ferrugineuse froide; contiennent des silicates de soude et de potasse. Ces eaux sont d'une grande abondance. Vaste installation.

Dépuratives, reconstituantes et sédatives, elles agissent par les silicates, l'iode, le fer et le soufre qu'elles contiennent. La source d'Urfé est légèrement laxative.

Thérapeutique. — On emploie les eaux de Sail-les-Bains dans les dermatoses liées aux états rhumatismal, lymphatique, et scrofuleux; dans la chlorose des enfants; dans la convalescence des longues maladies; dans les métrites, les ulcérations du col; les affections de la vessie; les ophthalmies liées à la scrofule et au lymphatisme.

Spécialisation. — Arthritisme et ses manifestations cutanées et musculaires chez les éréthiques; rhumatismes goutteux; chlorose des enfants excités.

SAIL-SOUS-COUZAN. — Froides. Minéralisation 2gr, 159. bicarbonates de soude, de potasse, de chaux, de magnésie; chlorure de magnésium; lithine; bicarbonate de protoxyde de fer et de manganèse. Eau de table.

Spécialisation.—Dyspepsie atonique et rhumatismale.

SAINT-ALBAN (Loire)—Froides + 17°. Minéralisation : 2gr,600; bicarbonates de soude, de chaux, de potasse, de magnésie, de fer; elles contiennent en outre du protoxyde de fer, du chlorure de sodium, de l'arséniate de soude, de la silice, etc. Ces eaux doivent toutes leurs propriétés à l'acide carbonique dont elles sont chargées en très grande quantité : l'acide carbonique libre et combiné est évalué à 3.510 par litre. C'est à Saint-Alban, que les bains et douches d'acide carbonique ont été employées pour la première fois en France par le Dr Goin.

Thérapeutique. — Rhumatismes; affections atoniques nerveuses des voies respiratoires, du tube digestif; gastralgies, dyspepsies, engorgement des organes du bas-ventre; gravelle; atonie générale avec surexitation, et spécialement toutes les affections soulagées par les bains et les douches d'acide carbonique.

Spécialisation. — Asthme, névroses des voies respiratoires, rhumatismes, névralgies, etc.

SAINT-MYON (Puy-de-Dôme). — Froides + 14°. Minéralisation 5gr,135; bicarbonates de soude, de chaux, de magnésie, de fer; sulfate de soude; chlorure de sodium. Toniques, réparatrices.

Spécialisation. — Dyspepsies atoniques, atonie générale.

CELLES (Ardèche). — Sources de + 15° à + 25° : minéralisation 1gr,887. Carbonates alcalins et terreux, sels de fer, chlorure de sodium, silice, etc. On y utilise l'acide carbonique comme à Saint-Alban, à Royat, à Vichy, etc.

Spécialisation. — Diarrhée et dysenterie chroniques, surtout liées à l'arthritisme.

ROUZAT (Puy-de-Dôme). — Altitude 400 mètres, température + 31°. Chaque baignoire (Boucomont) est munie de deux robinets, l'un pour l'eau minérale à la température naturelle, l'autre pour la même eau chauffée à + 60°. Très chargée d'acide carbonique ; le bicarbonate de chaux y prédomine. Bains de piscine.

Thérapeutique. — Dyspepsie atonique chez les lymphatiques ; dyspepsie catarrhale ou diarrhéique.

Spécialisation. — Au début du lymphatisme et de la scrofule, les premiers accidents sont combattus par l'eau de Rouzat qui, dans les lésions profondes causées par ces états, devra être remplacée par les eaux de la Bourboule.

2e CLASSE

BICARBONATÉES CHLORURÉES. — Dans cette classe, le bicarbonate prédomine sur les chlorures, mais la présence des chlorures les différencie des bicarbonatées alcalines franches comme Vichy, Vals, etc., de même que la prédominance du bicarbonate les différencie des chloro-carbonatées (La Bourboule, Saint-Nectaire). Les alcalis sont représentés par la soude, la potasse, la chaux, la lithine. L'action fluidifiante de la soude est contre-balancée par l'action dela chaux et des deux réparateurs par excellence, le chlorure de sodium et le fer; à ces puissants modificateurs de l'économie vient se joindre l'arsenic.

Royat, Saint-Maurice, Vic-le-Comte, Vic-sur-Cère.

ROYAT (Puy-de-Dôme). — Altitude 450 mètres, 4 sources.

Source Eugénie, 1000 litres par minute. — Limpide, gazeuse, incolore, inodore, piquante au goût, de digestion facile, surtout par les temps chauds et non orageux. Température + 35°. Cette source fournit aux piscines, aux bains, aux salles d'aspiration, une eau courante qui, se rapprochant de la température du corps, n'a pas besoin d'être réchauffée, car l'acide carbonique qu'elle contient en grande abondance, attire le sang à la périphérie. Minéralisation 4gr,155. Arsenic 0gr,0045; fer; bicarbonates alcalins et terreux, chlorure de sodium; lithine.

Spécialisation : Affections des voies respiratoires.

Source Saint-Mart — (+ 30°). Source des goutteux. Claire, limpide, pétille comme du champagne; matières confervoïdes; contient 0gr,035 de chlorure de lithium; arsenic.

Spécialisation. — Goutte, affections des voies respiratoires, maladies de la peau, gravelle, gastralgie.

Source Saint-Victor. — Froide, + 20°. Minéralisation : 4gr,872 se composant surtout de carbonates de chaux, de potasse et de soude; la plus ferrugineuse : 0gr,056 de carbonate de fer; chlorure de lithium; arséniate de soude. Prescrite aux jeunes filles profondément anémiées.

Spécialisation. — Chloro-anémie, anémie, aménorrhée, leucorrhée, névropathie, atonie générale.

Source César. — La moins minéralisée (2gr,857) des sources de Royat, la plus connue. Cette eau, très gazeuse, est bue à table par tous les baigneurs; elle est diurétique, très tonique, utilisée dans la gravelle, le catarrhe de la vessie, la goutte. Grâce à l'abondance de l'acide carbonique qu'elle dégage, elle rend de grands services dans les engorgements utérins, congestionne la peau, décongestionne les organes profonds; elle est sédative.

Organisation balnéaire aussi complète que possible. Bains à eau courante et à température constante + 34°,5; pulvérisations; douches nasales; grandes douches; bains, inhalations et douches d'acide carbonique; aspiration de la vapeur d'eau thermale dans des salles, dont la température ne dépasse presque jamais + 26°; Rotureau a appelé Royat l'Ems français; et encore la station de Royat offre-t-elle des ressources que ne présente pas Ems. La composition de ces eaux françaises leur a fait donner par Gubler le nom de lymphe minérale ainsi qu'à la Bourboule et à Saint-Nectaire.

Thérapeutique. — Cette station présente un mélange d'actions tonique, reconstituante et sédative. On y traite les rhumatismes, les catarrhes des voies respiratoires, la phthisie pulmonaire chez les déprimés, l'emphysème, la pharyngo-laryngite, la chloro-anémie chez les sujets éréthiques et déprimés.

Spécialisation. — Arthritisme et ses manifestations; gravelle et goutte; empâtements articulaires; arthritides; eczéma sec et humide, pityriasis, acné, sycosis, psoriasis; manifestations muqueuses, bronchites, laryngo-bronchites, asthme; dyspepsie goutteuse, et rhumatismale. Névropathie calmée surtout par l'action sédative du gaz acide carbonique; affections utérines, métrite chronique, catarrhe utérin, aménorrhée, dysménorrhée chez les atoniques, les déprimées, les chlorotiques.

Contre-indications. — Engorgement chronique du foie chez les pléthoriques; tendances aux congestions.

EMS (grand duché de Nassau). — Température de + 29° à + 47°. Minéralisation 3 gr. 5 ; bicarbonate sodique, chlorure de sodium. Ces eaux sont plus chaudes que celles de Royat, mais elles ne contiennent ni lithine ni arsenic ; on y trouve quelques traces d'iode et de brôme ; peu de fer. Leur haute thermalité n'est point un avantage (Durand-Fardel) car la thermalité de Royat s'harmonise avec ses applications. « A l'intérieur, les « eaux de Royat ont autant d'efficacité que les eaux « d'Ems, dans les états pathologiques sus-indiqués ; la « station française possède de plus des salles d'aspira- « tion, qui font surtout alors, la partie la plus active, et « la base d'un traitement inconnu à l'établissement de « l'ancien duché de Nassau » (Rotureau). La supériorité reste donc à la station française.

Dans la phthisie à la première période, dans le catarrhe des voies respiratoires, les eaux d'Ems sont indiquées, pourvu que le sujet soit lymphatique, scrofuleux et qu'il habite le Nord. Si le sujet est nervoso-sanguin et habitant du sud de la France, les eaux d'Ems lui seront contraires, ainsi que nous l'ont démontré plus de vingt observations.

Spécialisation. — Phthisie à la première période ; catarrhe des voies respiratoires ; laryngo-bronchites ; affections utérines.

SAINT-MAURICE (Vic-le-Comte, Puy-de-Dôme) + 32°. — Minéralisation 6gr,7888 ; bicarbonate de soude, chlorure de sodium, sulfate de soude, bicarbonate de fer.

Ses applications thérapeutiques se rapprochent de celles de Royat.

VIC-SUR-CÈRE (Cantal). — Altitude 682 mètres. Froides, de + 12° à + 13°. Minéralisation 5gr,623 ; bicarbonate de soude, chlorure de sodium, sulfate de soude, carbonate de fer.

Elles sont digestives et toniques, fortifient la muqueuse intestinale, combattent les dyspepsies catarrhales, la paresse intestinale. Elles sont données dans la chlorose et l'anémie.

Spécialisation. — Dyspepsie catarrhale de l'estomac et de l'intestin, chloro-anémie.

Les eaux de ces deux dernières stations pourraient remplacer avec avantage, dans les maladies du tube digestif, les eaux carbo-chlorurées d'Allemagne, qui ont une si grande réputation; leur minéralisation indique la possibilité de cette substitution. En tout état de cause, elles doivent être regardées comme des succédanées de Royat.

3e CLASSE

STATIONS BICARBONATÉES SULFATÉES. — Contrexéville, Sermaize.

CONTREXÉVILLE (Vosges). — Altitude 342 mètres. Six sources froides : 1° source du Pavillon, + 11°5; minéralisation 2gr,384 contenant : acide carbonique libre 0,080; bicarbonate de chaux 0,402; de magnésie 0,035; de fer 0,007; de lithine 0,004; sulfates de chaux 1,165; de soude 0,236; de magnésie 0,030; chlorures de potassium 0,006; de sodium 0,004; silice 0,015; fluorure de calcium, arsenic, traces.

Les sources du Prince et du Quai se rapprochent sensiblement de la composition de la source du Pavillon. La source du Prince contient plus de fer que cette dernière, et l'analyse permet de constater un peu plus de magnésie dans la source du Quai que dans les sources du Pavillon et du Prince.

Source la Souveraine, + 10°. Contient 0,995 de sulfate de chaux et 0,740 de sulfate de magnésie sur 2,340 de minéralisation (Debout d'Estrées, *Guide médical à Contrexéville*).

Bel établissement; bains, bains de siège, douches, injections.

Les premiers effets de l'eau prise en boisson se manifestent sur l'appareil stomaco-intestinal; l'appétit s'éveille, les troubles digestifs qui ont précédé ou qui accompagnent la goutte, la gravelle, disparaissent peu à peu et vers le troisième jour l'effet purgatif se fait sentir.

Les manifestations cutanées de la diathèse urique disparaîtront ou seront profondément modifiées par l'usage de cette eau minérale.

L'eau de Contrexéville est diurétique; elle passe rapidement dans l'économie; elle opère une sorte de lavage du tube digestif, de ses annexes (le foie surtout) et des organes uropoiétiques; mais elle a une action directe sur le foie, la muqueuse des reins et la muqueuse de la vessie, dont elle excite les sécrétions et les excrétions; les garde-robes sont bilieuses, et les urines contiennent les mucosités et les graviers qui irritaient les organes malades. La miction devient plus énergique et plus abondante. Après quelques jours de leur emploi, les urines redeviennent acides ou se rapprochent de leur acidité normale.

L'eau du Pavillon entraîne avec les urines, les corps étrangers des voies biliaires et uropoiétiques, si leur volume en permet la sortie. « Lorsque, au contraire, dit « le Dr Debout d'Estrées (*loc. cit.*), un calcul volumineux, « ignoré jusque-là, se trouve dans la vessie d'un buveur, « l'eau, en le débarrassant de cet enduit muqueux qui « le recouvre plus ou moins complètement, démasque « nettement sa présence par l'irritation que déterminent « au col de la vessie, les efforts d'expulsion. C'est donc « un criterium de la pierre dans les cas douteux. »

Grâce à la lithine et aux alcalins à faibles doses qu'elles contiennent, les eaux de Contrexéville ont une action réelle sur les goutteux excités et excitables; grâce à leurs carbonates calcaires qui leur donnent une action tonique, reconstituante, ces eaux réussiront souvent là où ont échoué Vichy, Carlsbad, etc. Nous ne devons pas oublier que leurs sulfates de soude et de magnésie, en détruisant la constipation, aideront puissamment au succès de la cure.

Leur action diurétique les indique dans les cas de gravelle lorsqu'il faut expulser les graviers des reins et de la vessie; elles seront prescrites dans la gravelle urique, la gravelle phosphatique et la gravelle oxalique.

Les eaux ne seront prises que lorsque toute trace du dernier accès de colique néphrétique sera effacée, et si aucun symptôme ne fait présager le retour d'une nouvelle crise.

Le catarrhe vésical est profondément modifié et souvent guéri par ces eaux, qui, en lavant la vessie, empêchent la stagnation de l'urine et sa fermentation, et entraînent les corps étrangers.

Dans les prostatiques chroniques, ces eaux devront être employées avec une grande circonspection. Elles réussiront rapidement dans les prostatites chroniques chez les jeunes gens; chez les vieillards, elles amélioreront les états secondaires qui la compliquent; quant à la maladie elle-même, elle sera difficilement modifiée.

Dans l'uréthrite chronique, l'incontinence d'urine (surtout chez les enfants), dans le diabète chez les gens gras ou goutteux, l'eau de Contrexéville sera prescrite avec avantage.

Son action n'est plus à prouver maintenant dans l'engorgement simple du foie, dans la lithiase biliaire. Non seulement ces eaux agissent comme eaux de lavage, mais encore elles agissent chimiquement sur le sang, ainsi que le démontrent leurs effets chez les goutteux et les malades atteints de diathèse urique; elles réveillent la contraction des fibres lisses de l'appareil uropoiétique.

Spécialisation. — Catarrhe vésical, gravelle, goutte, engorgements du foie, lithiase biliaire; diabète.

SERMAIZE (Marne). — Froide. Minéralisation faible, 1gr,557, bicarbonates de chaux, de strontiane, de magnésie, de fer; sulfates de soude, de chaux et de magnésie, matières organiques.

Ces eaux qui se rapprochent par leur composition des eaux de Montmirail, sont laxatives, diurétiques; elles font expulser les graviers. Elles sont reconstituantes dépuratives et toniques. On les emploie dans les états saburraux des premières voies.

Spécialisation. — Embarras gastriques et intestinaux chroniques; état atonique des premières voies; gravelle, lorsque ces affections se présentent chez des chlorotiques ou des sujets débilités.

4e CLASSE

BICARBONATÉES SULFATÉES CHLORURÉES. — Châtel-Guyon, Jeuzat, Carlsbad, Marienbad.

A cette classe appartiennent des eaux presque toutes étrangères : Il n'y a pour la représenter en France que Chatel-Guyon et Jeuzat. Si l'eau de Carlsbad est très chaude, + 75°, l'eau de Marienbad est froide. Chatel-Guyon a une température moyenne de + 23° à + 35°; Jeuzat (Puy-de-Dôme) est froide. Dans les eaux allemandes, les sulfates l'emportent sur les carbonates.

CARLSBAD (Bohême). — Sprüdel + 73°,7; Neubrunnen + 62°,5, etc. L'acide carbonique existe en excès dans ces sources, où les carbonates de soude, de chaux, de magnésie, prédominent à côté du sulfate de soude. Les eaux de ces sources (Markbrunnen, Mühlbrunnen, Kaiserbrunnen, Schlossbrunnen), sont purgatives, et fortement diurétiques. Le Sprüdel, sur l'homme sain, n'a pas d'effet diurétique. A Carlsbad, les amauroses dépendant d'un glaucome ou d'une choroïdo-rétinite, sont améliorées par le traitement thermal; il en est de même de la conjonctivite palpébrale chronique.

Thérapeutique. — Les surdités consécutives à l'emploi prolongé du sulfate de quinine, disparaissent sous l'influence de l'eau de Sprüdel; les suppurations de l'oreille externe sont améliorées par l'emploi des vapeurs de la Bernhardtbrunnen. Ces eaux sont usitées dans les maladies des voies digestives et de leurs annexes : le foie, la rate, dans la pléthore abdominale, la dyspepsie, les gastralgies, la dilatation de l'estomac.

Dans les diarrhées chroniques, l'eau de Sprüdel, à petites doses, modifie la muqueuse de l'intestin; mais dans les diarrhées chroniques accompagnées d'engorgement des ganglions mesentériques, chez les scrofuleux, il faut prendre l'eau de Schlossbrunnen.

La constipation est détruite par l'usage de l'eau des sources purgatives.

Les constrictions de l'œsophage et du rectum, les coliques néphrétiques et hépatiques, la pyélite chronique, l'hématurie, les engorgements, les congestions causées par les obstacles à la libre circulation sanguine de la veine-porte, les abcès du foie, sont modifiés, et souvent guéris par l'emploi de ces eaux.

Les foies gras liés à l'alcoolisme, sont profondément modifiés à Carlsbad, ainsi que les accidents hépatiques causés par le séjour dans les pays chauds, les engorgements de l'utérus et de ses annexes, les varices et ulcères variqueux.

Spécialisation. — Maladies du foie, obésité, gravelle urique ou phosphatique, gravelle hépatique, cachexie paludéenne, diabète.

Contre-indications. — Cancer du foie, cyrrhose atrophique, kystes hydatiques, maladies du cœur et des gros vaisseaux.

MARIENBAD. — Froides. Altitude 645 mètres. Minéralisation : 8 gr. 74 ; Sulfate de soude, chlorure de sodium, carbonate de soude, protoxyde de fer; contiennent une énorme quantité d'acide carbonique. Très sédatives, diurétiques, diaphorétiques, cholagogues, ces eaux décongestionnent le foie et le cerveau, font fluer les hémorrhoïdes et ramènent l'écoulement sanguin de l'utérus.

Thérapeutique. — Affections du tube digestif, obésité, pléthore abdominale.

Spécialisation. — Polysarcie, congestions célébrales ; engorgements du foie.

CHATEL-GUYON (Puy-de-Dôme) — de + 23° à + 35°. Minéralisation : 7 gr. 556, chlorures de sodium, de magnésium, de potassium, de lithium ; bicarbonates de soude, de chaux (2 gr. 105) ; carbonate de protoxyde de fer.

Ces eaux sont laxatives, purgatives, disent les médecins de la station, excitantes des organes digestifs et de la circulation, toniques et reconstituantes.

L'eau arrive directement de la source dans la baignoire à sa température native, en faisant de gros bouillons, et en sort par les bords supérieurs, établissant ainsi le bain à eau courante. Piscines, douches.

L'inspecteur actuel de la station, le docteur Baraduc, emploie l'eau sortant de la source à + 30° pour le lavage de l'estomac, dans les cas de dilatation de cet organe, au moyen d'un tube à double courant. Les deux ou trois premiers litres d'eau ressortent entraînant tous les détritus de la digestion, puis l'eau devient claire pour ramener vers le dix ou douzième litre de nouveaux détritus. Le double courant s'établit en faisant tousser légèrement le malade.

Thérapeutique. — Engorgements de l'utérus, calculs biliaires, ictère, gravelle, pléthore sous-diaphragmatique.

Spécialisation. — Congestion cérébrale, obésité au début, dilatation stomacale, albuminurie, diabète cachectique.

JEUZAT (Puy-de-Dôme). — Froides. Minéralisation 1 gr. 610. Chlorure de sodium, bicarbonates de soude, de chaux; acide silicique. Toniques, reconstituantes.

§ VI. — EAUX SULFATÉES

4 SUBDIVISIONS : Sulfatées sodiques, sulfatées magnésiques, sulfatées calciques, sulfatées mixtes.

Les familles précédentes nous ont donné des applications thérapeutiques précises, en rapport avec la composition chimique des eaux qui nous présentaient toujours une substance dominante. La famille des sulfatées est, ainsi que ledit Durand-Fardel, une famille dans laquelle la caractéristique chimique et la caractéristique physique vont en s'affaiblissant de plus en plus.

Cette famille peut être divisée en deux groupes. Le premier groupe comprend les sulfatées sodiques et les sulfatées magnésiennes; les eaux de ce groupe présentent toutes le caractère purgatif. Le deuxième groupe se compose des sulfatées calciques et des sulfatées mixtes. Les eaux de ce groupe n'offrent pas de caractères généraux, ni chimiques, ni thérapeutiques. Les sulfatées calciques doivent leur caractère au rapprochement du sulfate calcique des autres principes minéralisateurs.

Il n'y a qu'une classe dans les sulfatées parce que, si dans les eaux, se trouvent des carbonates, des chlorures, c'est-à-dire d'autres acides, le sulfate prédomine toujours et les divisions sont formées d'après la variété de la base sodique, magnésique, calcique ou mixte.

1e ET 2e CLASSE

Sulfatées sodiques, sulfatées magnésiques. — Nous réunissons ces deux divisions, parce qu'elles ne donnent en thérapeutique que des indications semblables basées sur leur effet purgatif.

Miers, Montmirail.

MIERS (Lot). — Froides. Minéralisation : 5 gr. 380, dont sulfate de soude 2 gr. 675, sulfate de chaux 0.945, chlorure de magnésium 0,750, acide silicique, alumine, oxyde de fer, matières organiques. Cette station était la seule connue en France où dominait le sulfate de soude, lorsque la découverte de l'eau de Montmirail est venue combler une lacune parmi nos eaux minérales.

Spécialisation. — Congestions, constipation.

MONTMIRAIL (Vaucluse). — Source sodo-magnésienne (Vaqueyras). Minéralisation : 31 grammes dont sulfate de magnésie, 19 gr; sulfate de soude, 10 gr.; chlorures de magnésium, sodium, calcium, 0gr,82.

Cette eau est franchement purgative; elle est la seule en France, qui contienne des sulfates de soude et de magnésie en quantités suffisantes.

La source ferrugineuse et la source sulfurée calcique, qui sont à peu de distance, permettent de remplir de nombreuses indications thérapeutiques.

Etablissement où se trouvent des fumigations de copeaux de pin résineux.

Spécialisation. — Etat congestif cérébral, pléthore abdominale.

Les principales sulfatées sodiques et magnésiques à l'étranger sont : Sedlitz, Seidschütz, Pullna, Birmenstorf, Friedrichshall.

3e CLASSE

SULFATÉES CALCIQUES. — Bagnères-de-Bigorre, Encausse, Audinac, Aulus, Capvern, Cambo, Saint-Amand Loesche, Siradan.

Toutes ces eaux sont sédatives et se rapprochent des oligo-métalliques pour les applications thérapeutiques. Presque toutes ces eaux sont ferrugineuses et l'usage interne y tient une grande place. Toutes sont laxatives et même purgatives suivant la dose (Aulus, Bagnères-de-Bigorre, etc.).

BAGNÈRES-DE-BIGORRE (Hautes-Pyrénées). — Altitude 579 mètres. Sources nombreuses, + 32° à + 50°, alimentant le grand établissement, plus treize établissements particuliers.

1° Sources sulfatées; 2° sources sulfurées; 3° sources ferrugineuses. Les sulfatées sont : la Reine + 47°,5; le Dauphin + 48°,7; le roc de Lannes + 45°; le Foulon + 35°; Saint-Roch + 41°,3 et la source des Yeux + 35°. Ces sources sont réunies dans le grand établissement.

Les autres sources alimentent les treize autres établissements. Les principales sont les sources du Salut, du Grand pré, Carrière, Lannes, etc. Ces sources sont données en boissons, bains et douches.

Sources sulfurées. — Pinac, légèrement thermale + 18°,7; La Bassère, froide + 13°,8 amenée de huit kilomètres, dépose de la glairine, et ne subit pas dans son trajet, d'altération appréciable.

Sources ferrugineuses. — Angoulême, Brauhaubant, Rousse.

Parmi les sulfatées calcaires, la Reine contient 0 gr. 08 de carbonate de fer, et le Dauphin 0 gr. 11.

Le Foulon et les sources du Salut sont éminemment sédatives. Ces dernières, ferrugineuses, sont thermales : + 32° et + 35°. Il est donc possible au médecin de remplir de nombreuses indications, grâce à cette réunion d'éléments divers. Les affections utérines, chez les femmes d'une susceptibilité nerveuse extrême, sont améliorées rapidement par la source du Salut.

Thérapeutique.—Rhumatismes, lymphatisme, chloro-anémie, sub-métrite chronique, métrite rhumatismale, affections de la peau, affections chroniques des voies digestives, éréthisme nerveux, névroses, paralysies, maladies des organes génito-urinaires.

ENCAUSSE. — Trois sources + 24° à + 37°. Minéralisation : 3 gr. 074 dont sulfate de chaux 2 gr. 139; chlorure de sodium 0.320; oxydes de fer, de manganèse; arsenic. Ces eaux sont sédatives et laxatives : utilisées en bains, boissons et douches.

Thérapeutique. — Lymphatisme, chlorose, dartres, rhumatismes, cachexie paludéenne.

Spécialisation. — Fièvres intermittentes quels que soient leur type et leur ancienneté.

CAPVERN. — Minéralisation : 2 gr. 084 dont sulfate de chaux 1.096; chlorures de sodium, de magnésium et de calcium.

Deux sources : Hount-Caoude + 24°,37, source que l'on a comparée au Sprüdel (Carlsbad); sulfatée calcique ferrugineuse; légèrement excitante, laxative et diurétique. Le Bouridé + 25°, éminemment sédative; la propriété laxative de ces eaux est diminuée et souvent annulée par le transport. Établissement.

La médication sera tonique et diurétique si l'on emploie les eaux de la Hount-Caoude; sédative si on fait usage des eaux du Bouridé.

Thérapeutique. — Chloro-anémie; engorgement du foie tenant à la lithiase biliaire; gravelle urique, phosphatique; coliques hépatiques et néphrétiques; catarrhe vésical, névralgie du col; engorgement et inflammation de la prostate; uréthrite chronique; pertes séminales surtout lorsqu'elles sont liées à une lésion profonde de l'urèthre (Dr Delfau), suites de rétrécissements de l'urèthre; affections de l'utérus, engorgements utérins, suites de couches, etc.; dyspepsie, gastralgie, constipation et diarrhée chroniques; hémorrhoïdes.

Diabète; névroses.

Spécialisation. — Engorgements du foie, calculs, dyspepsie, catarrhe vésical lié à l'arthritisme, gravelle urique, gravelle phosphatique, congestions hémorrhoïdales chez les névropathes; goutte, diabète.

AULUS (Ariège). — Altitude 763 mètres. Trois sources tièdes + 18°. Sédatives, dépuratives, diaphorétiques, sialagogues, laxatives ou purgatives suivant la dose; sulfurées alcalines, lithinées, ferrugineuses, contenant, selon Mr. Garrigou (nouvelle analyse de la source des trois Césars, 1881), de l'argent, du cuivre, du mercure, de l'arsenic.

Ces eaux sont fortement dépuratives; elles agissent comme décongestionnant la tête et les organes sus-diaphragmatiques, détruisent la pléthore abdominale, rétablissent les flux habituels sanguins hémorrhoïdaux, les régularisent, font cesser les flux anormaux (leucorrhée, blénorrhée), et revenir les flux normaux (règles).

Thérapeutique. — Le rhumatisme, la syphilis ancienne, la goutte même avec complication de diarrhée séreuse, l'engorgement du foie.

Spécialisation. — Arthritisme et ses manifestations cutanées, muqueuses, musculaires et articulaires chez les sujets bilioso-sanguins surexcités ou surexcitables,

Engorgements du foie; syphylis ancienne et ses manifestations dans les mêmes conditions; blénorrhée.

AUDINAC (Ariège). — Source + 22°. Minéralisation 1 gr. 904 dont sulfate de chaux 1 gr. 117, sulfate de magnésie, 0,496; carbonates de chaux, de magnésie; oxydes de fer et de manganèse; matière organique. Les eaux de cette source servent en bains. La seconde source, froide, dite Louise, sert à la boisson. Laxative, sédative. Etablissement thermal.

Spécialisation. — Propriétés anti-émétiques analogues à celles de la potion de Rivière. Arthritis chez les congestionnés.

CAMBO. — Une source sulfurée dont la température est de 22 à 23°. Minéralisation : 2 gr. 0531 dont sulfate de chaux 0,9300; sulfate de magnésie 0,4960; oxyde de fer, matière organique. Nous avons déjà parlé de la source ferrugineuse qui est à quelques pas de la source sulfatée calcique : très sédative; laxative. Etablissement.

Thérapeutique. — Gastro-entérite chronique, gastralgies, entéralgies; fièvres intermittentes; bronchite catarrhale; rhumatismes récents.

Spécialisation. — Bronchite catarrhale, affections du tube intestinal chez les lymphatiques et les chloro-anémiques éréthiques.

SAINT-AMAND (Nord). — Température + 19°. Minéralisation 1 gr. 408 dont sulfate de chaux 0,841; sulfates de magnésie 0,445; carbonates de chaux 0,200; de magnésie; chlorures de sodium, de magnésium; fer; silice. Ces eaux laissent dégager en abondance de l'acide sulfhydrique et de l'acide carbonique. Il se forme dans les bassins un dépôt de barégine.

Établissement complet, renommé surtout par l'emploi de ses boues. Ces boues, à une température de + 25°, ont une odeur sulfureuse prononcée; elles sont composées de trois couches, la première est une tourbe argileuse, la deuxième est argileuse, la troisième se compose de silice, de bicarbonates terreux, de fer et de soufre.

L'établissement thermal contient dix chambres pour les malades, douze salles de bains et soixante-douze cases de boues ayant un à deux mètres de profondeur. On peut communiquer des cases de boues aux cabinets de bains. Les boues ne doivent être employées que lorsqu'il existe un état atonique complet des parties malades; elles sont résolutives.

Thérapeutique. — Les affections chroniques des voies respiratoires, les vieilles lésions dues au traumatisme, les rhumatismes articulaires anciens et déformants, les paralysies, les sciatiques, les entorses, les suites de fractures, les raideurs articulaires, suites de luxations, les engorgements des organes du petit bassin. Ces eaux sont très utiles dans l'atonie de la vessie, les paralysies spéciales ou locales de cet organe, la goutte, la gravelle.

Spécialisation. — Vieux traumatismes; rhumatismes anciens, déformants; suites de fractures, d'entorses, de luxations; engorgements chroniques des organes du petit bassin; paralysies essentielles rhumatismales, hystériques; névralgies, névroses; chorée; maladies des os; tumeurs blanches, coxalgie, nécroses, caries, trajets fistuleux; affections des muscles; atrophie, rétractions et contractions, raideurs des membres; cicatrices difformes; ankyloses incomplètes.

LOESCHE (Suisse). — Température de + 31° à + 50°. Minéralisation 2 grammes. Ne sont prises qu'en bains prolongés dans des piscines où l'eau est ramenée à + 35° ou + 37°. Ces bains, qui duraient douze heures autrefois, sont pris en deux fois dans la journée. Chaque séance est de quatre à cinq heures.

Spécialisation. — Dermatoses sèches : psoriasis, eczéma rebelle, etc.

SIRADAN (Hautes-Pyrénées). — Minéralisation 2 gr. 2945 dont 1 gramme de sulfate de chaux; bicarbonates de chaux, de magnésie; sulfates de magnésie, de soude; chlorures de potassium, de sodium, de calcium, de magnésium; oxyde de fer, silice, iode; traces de matières organiques. Établissement.

Deux sources ferrugineuses : source Sarrieu, oxyde de fer 0,116 et source du Chemin, 0,200.

Les eaux de Siradan sont laxatives, reconstituantes, désobstruantes. L'eau des sources ferrugineuses y joint son action tonique. Elles sont sédatives.

Ces eaux dissipent les embarras gastro-intestinaux, réveillent l'action musculaire de l'intestin, détruisent la constipation, modifient les hémorrhoïdes et font disparaître les suites de fièvres intermittentes rebelles.

Thérapeutique. — Affections du foie, de l'estomac, de l'intestin, de l'appareil urinaire.

Spécialisation. — Affection du tube digestif et de ses annexes; cachexie paludéenne chez les constipés, les anémiés et les névropathes.

WISSEMBOURG (Suisse). — Température de + 21° à + 23°. Minéralisation 1 gr. 6. Sédatives.

Spécialisation. — Catarrhe bronchique, phthisie pulmonaire à forme éréthique, c'est-à-dire congestive et excitée.

4e CLASSE

SULFATÉES MIXTES. — Vittel, Lavey, Bath. Ces eaux sont mal définies sous le rapport chimique, mais elles sont spécialisées thérapeutiquement.

VITTEL (Vosges). — Altitude 336 mètres. Les quatorze sources d'eau minérale forment trois groupes :

1° Eau ferro-magnésienne sulfatée mixte; diurétique;
2° Eau magnésienne calcaire; purgative;
3° Eau ferrugineuse bicarbonatée; tonique.

La grande source diurétique + 11,25 contient de la magnésie et de la chaux en proportions favorables; très digestive. Elle convient dans les gravelles uriques rouge et grise, dans les néphrites congestives et calculeuses, dans l'atonie vésicale, dans les arthridites cutanées au début, dans le catarrhe vésical muco-purulent, dans les rétrécissements inflammatoires de l'urèthre, toujours accompagnés de cystite subaiguë ou chronique légère; dans l'engorgement de la prostate (Mallez).

La source *Marie* + 11,38, purgative, magnésienne, calcaire, est employée dans la lithiase biliaire.

La source salée fortement laxative, est employée dans les affections du foie, dans la lithiase biliaire, dans les constipations opiniâtres tenant à l'entérite sèche chronique ou à de l'atonie intestinale.

Thérapeutique. — Dyspepsie, pyrosis, entérite chronique; constipation, péritonite partielle chronique; hypertrophie du foie, lithiase biliaire; chloro-anémie, néphrite simple, néphrite calculeuse, pyalite; cystite chronique; catarrhe vésical; rétrécissements de l'urèthre; dysurie; lithiase urinaire; gravelle urique, gravelle phosphatique; goutte chronique atonique, irrégulière; albuminurie.

Spécialisation. — Goutte et ses différentes manifestations, gravelle rouge ou grise, catarrhe vésical, rétrécissements inflammatoires, constipation opiniâtre.

LAVEY (Suisse). — Minéralisation faible. Thermalité + 43°.

On les emploie en bains en y ajoutant les eaux mères de Bez.

Spécialisation. — Scrofule et ses manifestations.

Bath (Angleterre). — Minéralisation faible. Température de + 43° à + 47°.

Spécialisation. — Lymphatisme, rhumatisme.

§ VII. — EAUX FERRUGINEUSES

Principales eaux ferrugineuses : Andabre, Auctoville, Aumale, Auteuil, Barbotan, Boulogne-sur-mer, Bourrasol, Bussang, Cransac, Cusset, Charbonnières, Campagne, Chateldon, Cambo, Châtel-Guyon, Dinan, Forges-les-Eaux (Seine-Inférieure), La Bernerie, Lamalou, Luxeuil, Neyrac, Orezza, Oriol, Passy, Préfailles, Provins, Pougues, Renlaigue (Puy-de-Dôme), Royat, Saint-Christophe (Saône-et-Loire), Saint-Pardoux, Soultzbach, Sylvanes, Versailles, Vichy, Vic-sur-Cère, Saint-Nectaire, etc.

Stations étrangères : Egger-Franzensbad, Marienbad, Rippoldsau, Spa, Pyrmont, Schwalbach, Hombourg, etc.

Le fer est un des principes qui se trouvent le plus communément dans les eaux minérales, aussi sa présence ne suffit-elle pas pour constituer une eau minérale ferrugineuse ; il faut encore que les autres principes minéralisateurs soient en assez faible quantité pour que leur action chimique et thérapeutique ne domine pas celle du fer.

Le fer ne se rencontre jamais dans les eaux à l'état métallique, il ne se rencontre qu'à l'état de protoxyde.

Ce protoxyde, combiné avec les acides, forme les sels que l'on trouve dans les eaux. Les acides avec lesquels se combine le fer sont :

L'acide carbonique ;

L'acide sulfurique ;

L'acide crénique ou apocrénique.

Avec l'acide carbonique, le fer forme le carbonate de fer ; c'est le sel qui se rencontre le plus souvent dans les eaux minérales (Spa, Bussang, Pyrmont, etc.). Il est très important de savoir si une eau est riche ou pauvre en acide carbonique, car ce gaz facilite les digestions et l'absorption du fer. Soultzbach contient 1gr,780 de gaz acide carbonique pour 0gr,023 de fer. Bussang, 1gr,500 pour 0gr,95. Comarès, 1gr,500 pour 0gr,075. Vic-sur-Cère, 0gr,874 pour 0gr,031. Chatelguyon, 0gr,755 pour 0gr,022. Forges, 0gr,225 pour 0gr,098.

A l'étranger : Egger-Franzensbad, 1gr,500 pour 0gr,03. Marienbad, 1gr,400 pour 0gr,05. Rippoldsau, 1gr,200 pour 0gr,09. Spa, 1gr,100 pour 0gr,06. Pyrmont, 1 gramme pour 0gr,07. Schwalbach, 0gr,9 pour 0gr,05. Hombourg, 0gr,8 pour 0gr,02, etc. (Herpin de Metz).

Le sel n'est digéré qu'à la condition absolue d'être en dissolution dans l'eau et il n'y est maintenu que par l'acide carbonique. Une fois l'acide carbonique évaporé ou en quantité insuffisante, le fer reste à l'état d'oxyde qui, au contact de l'air, devient un péroxyde insoluble qui se précipite.

Avec l'acide sulfurique, il forme le protosulfate de fer et constitue les eaux sulfatées-ferriques ou vitriolées (Passy, Auteuil, Cransac, etc.). Ces eaux sont de difficile digestion, lourdes, à cause de la petite quantité d'acide carbonique qu'elles contiennent. Lorsque le gaz carbonique manque tout à fait, les eaux sulfatées-ferriques ne sont pas digérées et ont un goût répugnant (Angleterre : Sandrocks, 34gr,77. Vicaris-Bridge, 14gr,75).

Avec l'acide crénique, il forme des crénates et des apocrénates presque toujours associés à des carbonates ferriques : Forges-les-Eaux.

Avec le chlore, il donne un chlorhydrate de fer et constitue par sa présence les eaux ferro-chlorurées. Les eaux minéralisées par ce sel sont en petit nombre.

Avec l'arsenic, il forme des eaux minérales ferro-arsenicales; uni au manganèse, comme à Luxeuil et à Cransac, il forme des eaux ferro-manganésiques. Dans les eaux ferrugineuses, on trouve aussi du cuivre, ce sont des eaux ferro-cuivreuses : Levico (Italie).

Les boues minérales ferrugineuses contiennent des crénates, du sulfate de fer; elles sont utilisées en Bohême, à Egger-Franzensbad, contre les affections cutanées; en France, à Barbotan (Gers).

Les eaux ferrugineuses sont claires, incolores, inodores, limpides, ayant un goût styptique qui les fait différencier des autres eaux : plus elles contiennent d'acide carbonique, plus au goût elles sont fraîches, piquantes, aigrelettes. Elles laissent sur les pierres des bassins un dépôt ocracé. Les sulfatées-ferriques sont plus styptiques que les carbonatées.

Les sources ferrugineuses sont froides en général, il y en a de thermales : Luxeuil, Sylvanès, + 38°; Rennes (Aude), + 51.

Le fer se trouve toujours en très faible quantité dans l'eau, puisque dans les sources les plus minéralisées on n'en constate que 0gr,09 : Forges (crénatées). Spa, 0gr,06, Bussang (carbonatées). Les sulfatées, au contraire, sont beaucoup plus minéralisées : Cransac, 0gr,75. Passy, 0gr,412 et Vicaris-Bridge (Angleterre), 34gr,77.

Les eaux ferrugineuses, prises en boissons, en bains, en douches, excitent et activent l'appétit qui devient franc et souvent insatiable; les urines sont très abondantes; les crénates et les apocrénates réveillent l'action des fibres musculaires de l'appareil génito-urinaire. La constipation suit souvent l'administration du fer, surtout à l'état d'eaux sulfatées; les garde-robes deviennent noires. Le moral se relève chez les déprimés, les jeunes filles reprennent l'activité de leur âge; chez les chlorotiques excités, l'action sédative (Forges, Evian) se fait promptement sentir.

Le fer est absorbé et vient reconstituer les globules rouges qu'il colore et dont il fait partie intégrante. Personne ne nie maintenant l'action rapide des eaux minérales chalybées, là où ont échoué les médicaments pharmaceutiques. Cela tient à l'absorption prompte et complète du fer porté dans l'économie, grâce à sa dissolution dans l'eau, et à l'action simultanée des carbonates, phosphates et chlorures qui l'accompagnent.

« Les recherches de Corneliani (de Pavie) et de Brueck, médecin des eaux ferrugineuses de Dribourg, nous expliquent les effets considérables des eaux martiales, comparés à la petite quantité de fer qu'elles renferment. C'est que l'action du fer a une limite maximum, quelle que soit la dose ingérée, d'où l'inutilité des doses élevées » (Verjon).

En France, il n'existe pas pour les eaux ferrugineuses un seul établissement qui puisse rivaliser avec ceux de Spa, de Pyrmont, de Schwalbach. Les eaux ferrugineuses, abondantes sur notre sol, se trouvent à côté d'établissements alimentés par d'autres eaux minérales; ainsi à Saint-Nectaire, à Bagnères-de-Bigorre, à Pougues, à Vichy, à Vals, à Royat, à Luxeuil, etc. De plus, suivant la remarque de Durand-Fardel, ces eaux, froides généralement, très spécialement consacrées à l'usage interne, sollicitent peu de grandes installations. Cela explique qu'en dehors de quelques stations comme Forges, Sylvanès, Barbotan, Cransac, Charbonnières, etc., l'installation balnéaire soit tout à fait insuffisante aux autres stations ferrugineuses; à Campagne, par exemple, dont les eaux sont une de celles qui contiennent des sels de magnésie associés au fer, les baigneurs logent au village.

Les sources ferrugineuses de Biarritz, Préfailles, Pornic, La Bernerie, Paimpol, et Boulogne-sur-Mer, présentent cet avantage d'être situées au bord de la mer et de permettre d'allier à la médication martiale la médication marine : les bains de mer et l'aspiration d'air salin.

Indications. — Les eaux ferrugineuses sont indiquées : dans la chloro-anémie, dans l'anémie succédant aux grandes hémorrhagies, aux couches laborieuses; dans la convalescence des grandes maladies; dans les cachexies qui s'accompagnent d'épuisement; dans l'atonie générale; dans l'atonie gastro-intestinale, dans l'atonie des organes génito-urinaires (catarrhe de la vessie, catarrhe utérin, leucorrhée, dysménorrhée), dans la diarrhée chronique, la dysenterie, dans la stérilité, lorsqu'elle dépend de l'atonie des organes génitaux ou de l'acidité des flux muqueux du vagin.

Les eaux ferrugineuses légères et les plus carboniques pourront être employées avec utilité chez certains phthisiques déprimés. On pourra les utiliser aussi dans les affections du cœur et des gros vaisseaux, mais toujours avec une extrême prudence, et surtout lorsqu'aucun signe n'annonce de trouble dans la circulation céphalique ou cérébrale ;

Dans les maladies nerveuses, conséquences de la chlorose dépressive ou éréthique; dans les paralysies consécutives à l'anémie profonde; chez les mélancoliques, les hypocondriaques ;

Dans les fièvres intermittentes; les engorgements consécutifs du foie, de la rate; dans les hémorrhagies passives, les névralgies; en un mot, dans la misère physiologique causée par une altération chimique du sang, diminution ou altération des globules ; dans l'atonie, l'affaiblissement général ou partiel.

Contre-indications. — Les contre-indications sont formelles. Les eaux ferrugineuses sont contre-indiquées chaque fois qu'il y a pléthore, tendance à la congestion ou à l'apoplexie. Leur usage est interdit également dans le cas de tumeur cancéreuse des voies digestives ou des voies urinaires.

Nous ne décrirons comme exemple de ces sources que la station de Forges (Seine-Inférieure), toutes ces eaux présentant le même caractère.

FORGES. — Altitude 140 mètres. Eaux ferrugineuses froides (+ 7°). Crénatées et apocrénatées. Le climat y est doux et tempéré : très sédatif; la brise de mer y arrive dépouillée de toute violence.

Quatre sources, contenant : La Reinette, 0,022, la Royale 0,067, la Cardinale 0,098 de crénate de protoxyde de fer : les autres sels que l'analyse fait trouver dans ces eaux, sont les bicarbonates de chaux et de magnésie, les chlorures de sodium et de magnésium, les sulfates de chaux, de soude et de magnésie, la silice, l'alumine, un sel ammoniacal et des traces de manganèse. Établissement.

Thérapeutique. — Chlorose, anémie, chloro-anémie et toutes les affections qui en sont la conséquence; paralysies, névralgies, névroses, gastralgies, dyspepsie. Ces eaux, réveillant l'énergie des fibres musculaires lisses des organes uropoiétiques, expulsent les urines et les corps étrangers, calculs, graviers, mucus, muco-pus, etc.

Catarrhe de la vessie, coliques néphrétiques, cystite du col.

Diarrhée chronique, dysenterie;

Cachexie chlorotique; cachexie paludéenne;

Affections chroniques de l'utérus, catarrhales; périmétrites; ulcérations du col, etc.

Diabète, albuminurie.

Spécialisation. — Chlorose et ses conséquences; dyspepsie; gravelle urique; métrite chronique, catarrhes habituels; névroses et névralgies.

Contre-indications. — La pléthore; la tendance à la congestion ou à l'apoplexie.

§ VIII. — OLIGO-MÉTALLIQUES

Néris (Allier); Plombières (Vosges); Luxeuil (Haute-Saône); Chaudesaigues (Cantal); Saint-Laurent (Ariège); Aix (en Provence); Ussat (Ariége); Dax (Landes); Schlangenbad, Gastein, Pfeffers.

Mont-Dore (Puy-de-Dôme); Evaux (Creuse); Saint-Christau (Basses-Pyrénées); Bagnoles de l'Orne; Evian (Haute-Savoie); Acqui (Italie).

Les eaux de cette classe ont au point de vue chimique, comme caractère commun, d'être à peine minéralisées et de ne posséder dans cette faible minéralisation aucune dominante qui permette de les classer entre elles.

Les plus minéralisées contiennent à peine 1gr,30 (Evaux) et les moins minéralisées 0gr,25 (Plombières) et encore cette dose totale de principes fixes est-elle formée par la réunion de cinq à six sels. Elles contiennent des carbonates, des bicarbonates, des sulfates de chaux, de soude, de magnésie; des chlorures, des traces de fer, de manganèse, etc... Comme on le voit, cette composition diffère peu de la composition des eaux potables ou eaux de table. Dans deux de ces stations on trouve de l'arsenic : au Mont-Dore (0gr,001) et à Plombières (0gr,0006). Une source de Saint-Christau renferme du sulfate de cuivre (0gr,00035).

Au point de vue thérapeutique, leur caractère commun est d'être éminemment équilibrantes; leurs propriétés sédatives et reconstituantes les rendent très utiles dans l'éréthisme nerveux (Plombières, Luxeuil, Evian) et leurs propriétés reconstituantes, très précieuses dans les états dépressifs (Néris, Bagnoles, Plombières, source ferrugineuse).

Ces eaux sont hyperthermales : Chaudesaigues + 88,

Plombières, de + 40 à + 70, Néris, + 52; les autres thermales : Aix (Provence) de + 20 à + 36, Ussat de + 31 à + 36°; et enfin froides : Evian + 11 et Saint-Christau.

Elles sont pures, limpides, transparentes, sans saveur ni odeur, ne dégageant que peu ou point de gaz; les eaux froides sont agréables à boire, les eaux chaudes ont le goût de l'eau distillée chauffée.

Enfin certaines de ces eaux contiennent une substance de nature organique : la glairine (Néris, Evaux, Evian) douce, onctueuse, dont on fait quelquefois des applications locales. Les parois des réservoirs, qui contiennent ces eaux, sont souvent tapissées d'ulves, de trémelles, de conferves.

La médication la plus générale est la balnéation; dans certaines stations, on joint la boisson à l'usage des bains et des douches.

En général, ces eaux ne donnent pas de diarrhée, tout en facilitant les garde-robes. Les eaux d'Evian, elles, au contraire, constipent.

Leurs effets curatifs sont attribués : 1° à l'action dissolvante de l'eau minérale qui, absorbée par l'estomac et la peau, passe dans le torrent circulatoire, pénètre tout l'organisme, irrigue, pour ainsi dire, les tissus, dissout et entraîne les éléments morbides ou qui ne peuvent plus servir aux combustions internes; la sueur, l'urine, les garde-robes, sont les véhicules qui portent au dehors ces éléments devenus inutiles et qui pourraient devenir dangereux par leur séjour prolongé dans l'économie ;

2° A leur thermalité, qui, donnant à l'eau un pouvoir dissolvant plus grand, les rendent, suivant le degré de calorique, tantôt sédatives, calmantes, quand la thermalité est moyenne ou basse, tantôt excitantes, révulsives et même rubéfiantes.

Les bains, chez les sujets dont la peau est sensible, produisent quelquefois de la démangeaison, de la cuisson même, puis un érythème qui se dissipe promptement; à Plombières, cette éruption est accompagnée d'une si vive démangeaison, qu'on l'appelle *la gale de Plombières* (Herpin de Metz).

Les effets thérapeutiques de ces eaux sont sûrs et souvent remarquables : elles agissent : 1° sur les organes sous-diaphragmatiques; dans les névralgies de l'intestin, de l'estomac, de l'utérus; dans les névralgies des grandes lèvres, du pourtour de l'anus, celles qui accompagnent la métrite chronique; surtout quand ces névralgies sont de nature rhumatismale.

2° Dans ces anémies profondes qui marquent les convalescences difficiles à la suite des graves maladies, fièvres typhoïdes, fièvres paludéennes, etc.

3° Dans les maladies nerveuses chroniques, dans les névropathies, dans l'hystérie et ses manifestations; les céphalalgies, les névralgies erratiques, les paralysies qui en dépendent (Néris, Plombières).

4° Chez les hypocondriaques mélancoliques avec dyspepsie flatulente, irrégularité dans les fonctions intestinales et urinaires (Néris surtout).

5° Dans l'éréthisme avec chloro-anémie (Evian, Petite-Rive et Amphion, sources ferrugineuses), affections utérines concomitantes et même génito-urinaires (Luxeuil, Plombières).

6° Dans les maladies chroniques de la peau.

7° Dans les douleurs rhumatismales chroniques, surtout celles qui se sont localisées : le lumbago, la scapulalgie, la sciatique, les raideurs des muscles et des articulations, les suites d'arthrites prolongées; dans les manifestations du rhumatisme et de la goutte; dans les cystites douloureuses avec ou sans prostatite, ou celles qui succèdent à l'opération de la lithotritie (Evian, Néris).

8° Dans les oppressions, les difficultés de respirer, les catarrhes des vieillards (Mont-Dore); dans les dyspepsies avec douleur tenant au rhumatisme chronique, siégeant dans les muscles intercostaux.

Les contre-indications de l'emploi des hautes thermalités sont : l'état fébrile; l'état congestif et les hémoptysies. La contre-indication des bains est dans l'état d'anémie profonde du sujet.

Nous donnons en quelques mots la spécialisation de chaque source.

NÉRIS (Allier) + 53°,75; douches ordinaires à 45° sous la pression de 3 à 5 mètres de hauteur, durée 10 minutes; douches chaudes, 46 à 48°, durée de 5 à 6 minutes; douches tempérées, de 35 à 42°, durée 1 minute; bains de piscine; bains prolongés. Minéralisation : 1gr,20 répartis en bicarbonate de soude, sulfate de soude, chlorure de sodium, bicarbonate de chaux, silice, azote, acide carbonique.

Belle organisation thermale.

Thérapeutique. — Rhumatismes de toutes natures, mais surtout chez les névropathes excités; les rhumatismes viscéraux : métrites, lymphométrites; affections viscérales chez l'homme et chez la femme; névroses, hystérie, paralysie hystérique; chorée; névralgies, sciatiques; dermalgies, myosalgie; dermatoses irritées, eczéma, prurigo, lichen; prurit vulvaire.

Les eaux de Néris s'adressent bien plutôt à la forme éréthique des maladies, qu'à la diathèse elle-même.

Spécialisation. — Névropathies, rhumatismes même avec déformation des articulations, névralgies, affections aiguës de la peau, sur laquelle on applique le limon; arthritides humides en voie de guérison, sciatique, danse de Saint-Guy, affections de l'utérus, névralgies rhumatismales du col, de la vessie et de la partie profonde de l'urèthre.

PLOMBIÈRES. — Quinze sources thermales variant de + 10°,5 à + 70°, haute thermalité. Appareils de balnéation complets, douches, etc. Les sources froides sont : une source ferrugineuse (crénate, carbonate de fer) et deux savonneuses (silicate d'alumine). Minéralisation : 0gr,25 ; sulfate de soude, acide silicique, bicarbonates mixtes ; arseniate de soude (0gr,0006). — Toniques, reconstituantes, sédatives.

Thérapeutique. — Dyspepsie flatulente, acide, par atonie générale. Gastralgie, dyspepsie intestinale, entéralgie, constipation, entérite et dysenterie chroniques.

Rhumatismes : musculaire, articulaire, viscéral, névralgique chez les névropathes ; goutte éréthique ; dermalgies et les affections de la peau chez les arthritiques.

Toutes les névralgies de l'appareil génito-urinaire, surtout chez la femme, les engorgements utérins, péri-utérins, consécutifs à une métrite aiguë ; névroses douloureuses ou convulsives ; hystérie ; chorée.

Névralgies à frigore partielles ou générales ; sciatiques.

Paralysies d'origine rhumatismale ; chloro-anémie.

Spécialisation. — Gastrite, entérite chronique, gastralgie, entéralgie, métrite, leucorrhée, rhumatisme, toutes les affections du système nerveux.

LUXEUIL. — Sources de + 19 à + 46°. Minéralisation 1gr,10. Carbonates de soude et de chaux, chlorure de sodium, sulfate de soude, de potasse, alumine, oxyde de fer et de magnésium, acide silicique. Deux sources ferrugineuses manganésiques. — Toniques, reconstituantes, sédatives.

Établissement complet.

Thérapeutique. — Rhumatismes musculaires à forme éréthique ; névralgies ; sciatique ; paralysies et paraplégies rhumatismales ; dyspepsie, gastralgie ; hystérie ; chloro-anémie ; affections utérines et péri-utérines chez les névropathes excitées.

Spécialisation. — Maladies chroniques des voies digestives, rhumatismes fibreux et musculaires, engorgements passifs utérins avec empâtement des tissus et tuméfaction des ganglions lymphatiques péri-utérins, hépatites même chroniques. Anémie chez les déprimées, névropathiques; scrofule.

CHAUDESAIGUES. — Nombreuses sources de + 63° à + 88°. Minéralisation : 0gr,937. Chlorures de magnésium, de sodium, sulfate de soude, carbonates de soude, de chaux, de magnésie, silicates, oxyde de fer, matière bitumineuse. Source du Par, la plus importante de toutes les sources thermales de France : 252 litres par minute (+ 88°). Installation balnéaire absolument insuffisante.

Spécialisation. — Rhumatismes chroniques, rétractions musculaires et tendineuses, suites d'entorse, manifestations scrofuleuses, tumeurs blanches, empâtements péri-articulaires, carie osseuse, dermatoses, certaines formes de l'arthritisme et de la scrofule.

SAINT-LAURENT (Ardèche). — + 53°. Minéralisation ; 0gr,682. Carbonate, sulfate de soude, chlorure de sodium, acide silicique, alumine.

Etablissement, étuves, piscine.

Spécialisation. — Scrofule; névralgies rhumatiques.

USSAT (Ariège). — de + 27°,50 à + 37°,50. Minéralisation : 0gr,919. Carbonates de chaux et de magnésie, sulfates de magnésie et de chaux, chlorure de magnésium.

C'est à Ussat que les nombreux griffons permettent de donner, à courant constant, des bains à thermalité graduée : ce que l'on nomme la gamme sédative.

Spécialisation. — Affections utérines chez les chlorotiques éréthiques; affections nerveuses; névralgies; susceptibilité de l'estomac et de l'intestin.

AIX (Bouches-du-Rhône) + 20° à + 36°. — Minéralisation, 0gr,22. Carbonates de chaux et de magnésie, chlorures de sodium et de magnésium, sulfates de soude et de magnésie, acide silicique.

Spécialisation. — Rhumatismes chroniques, dermatoses chroniques, raideurs articulaires, névralgies gastro-intestinales, engorgements utérins.

BAINS (Vosges). — Température de + 31° à + 38°,75. Minéralisation, 0gr,44. Sulfates de soude et de chaux, chlorure de sodium, acide silicique. Trois piscines graduées. Agissent par la thermalité et le mode d'administration. Établissement complet : douches, étuves, piscines, boues.

Spécialisation. — Rhumatismes, arthrite chronique, métrite chronique rhumatismale, affection de la moelle épinière.

DAX. — Sources nombreuses dont la température varie de + 31° à + 61°. Les principales sont : la Fontaine chaude ou source de la Netré, variant de + 60° à + 64°, débite deux millions d'hectolitres dans les vingt-quatre heures. Dans le bassin de cette fontaine, on trouve l'*anabaina thermalis* de Bory de Saint-Vincent ; le groupe du Port, + 60°, débit considérable ; le Bastion, + 60°, débit moyen, 4 à 500 000 litres par jour ; le Pavillon, + 61° 70 000 litres par jour ; source Léris, + 43°, débit 75000 litres ; le groupe du Manége, + 61°, débit 100 000 litres. Toutes ces sources sont minéralisées de même. Toutes très chaudes, elles contiennent des sulfates de chaux, de magnésie, de soude, de potasse, des carbonates de chaux, de magnésie, de fer, de manganèse ; du chlorure de sodium, du silicate de chaux, du phosphate de chaux, de l'iode, des bromures, des matières organiques, sans qu'aucune de ces substances ait une prédominance marquée ; la quantité totale de principes fixes composés de quatorze sels varie, suivant les sources, de 0 gr. 33 à 1 gr. 02224 (source du Bastion). Elles laissent toutes dégager une grande quantité d'azote.

Presque toutes ces sources, très chaudes, vont se perdre dans l'Adour, et c'est à cela que Dax doit, dit-on, la douceur de son climat.

A côté de ces sources hyperthermales, peu minéralisées, on trouve les boues végéto-minérales, produites par le limon du fleuve, ayant subi, sous l'influence de la lumière, l'action de ces eaux chaudes. Elles contiennent une très grande quantité d'algues, de conferves.

L'analyse a permis d'y constater du sable siliceux, de l'argile, des sulfures de fer, de cuivre, du sesquioxyde de fer, des carbonates de chaux, de magnésie, de manganèse, de lithine, de baryte, de strontiane, du chlorure de sodium, des sulfates de potasse, de soude, de chaux, de la matière organique, de l'arsenic, de l'antimoine, du bromure, de l'iodure et du fluorure de sodium. On utilise de plus les eaux mères provenant d'un gisement de sel gemme découvert il y a quelques années.

Plusieurs établissements. Aux Thermes, se trouvent des bains d'eau minérale. — Piscines à boues minérales avec baignoires de lavage en marbre. — Étuves. — Salles de humage. — Salles pour les applications locales des boues. — Bains de vapeur simples, aromatiques, térébenthinés, etc.; hydrothérapie.

Autour de Dax, se trouvent des sources sulfureuses : Gamarde deux établissements; Préchacq, où il n'y a qu'une buvette; les eaux de la Bagnère à Tercis, sulfureuses, chlorurées sodiques; puis enfin la source du Pouillon, chlorurée sodique, contenant 8 grammes de chlorure de sodium, 2 grammes de sulfate de soude, de l'alumine, du fer, des iodures, des bromures; 93,70 d'azote et 4 gr. 87 d'acide carbonique; sa température est + 19°. Cette eau est franchement purgative, elle n'est pas désagréable à boire, et vient puissamment en aide aux autres agents de la médication thermo-minérale. Grâce au fer, à l'iode et à la chaux, cette eau n'est pas débilitante.

Nous trouvons donc à Dax un concours de circonstances des plus heureuses pour une cure thermale : air sédatif, tempéré en hiver, doux, tonique et reconstituant, grâce à la brise de mer; eaux hyperthermales, eaux sulfureuses, eau purgative, boues et eaux mères. A ces avantages, nous devons ajouter le voisinage de stations marines importantes : Arcachon, Biarritz, etc.

Thérapeutique. — Les rhumatismes, quels que soient leur forme et leur siège, les névralgies, les névroses, sont les maladies qui seront promptement soulagées à Dax par la thermalité de ses eaux; l'arthritisme, la goutte, les rhumatismes noueux, les empâtements articulaires, les atrophies que l'on observe après un grand traumatisme, les paralysies d'origine rhumatismale; les névralgies, la sciatique à frigore, les névroses, la chorée, l'hystérie, l'hypochondrie, etc., y trouveront également une grande amélioration.

Spécialisation. — Arthritisme, rhumatismes, goutte; toutes leurs manifestations surtout chez les lymphatiques et les scrofuleux. — Névralgies. — Névroses chez les malades facilement excitables.

Contre-indications. — Maladies du cœur, accidents congestifs du cerveau.

MONT-DORE. — Altitude 1046 mètres. Sources de + 40° à + 45°. Minéralisation, 1g,260. Carbonates de soude, de chaux, de magnésie, sulfates sodiques, chlorure de sodium, alumine, arsenic 0 gr. 001. Piscine à eau courante + 38°, douches chaudes, demi-bains d'eau à température native de + 40° à + 43°. Etablissement complet. Le malade est plongé dans les demi-bains pendant une durée de cinq à dix minutes; dès que la vapeur qui s'échappe de cette eau l'enveloppe, la sueur se montre, d'abord sur le front, puis gagne le haut du corps; les yeux deviennent brillants, la face se congestionne, les tempes battent, l'oppression survient; peu à peu la réaction s'opère, le sang descend, et se fixe à la partie inférieure du corps, la tête se dégage. Le malade ruisselant de sueur est porté au lit. Au bout de deux ou trois jours, malgré cette excitation très vive de la peau, les effets produits par ces bains de vapeur sont hyposthénisants.

La médication du Mont-Dore est sédative.

Spécialisation. — Affections chroniques des voies respiratoires; laryngites; angines glanduleuses accompagnées de pharyngo-laryngite; bronchites chroniques et catarrhe pulmonaire; bronchite à râles vibrants des vieillards et des sujets nerveux; bronchite à râles bullaires chez les enfants et les adolescents; asthme humide du catarrhe, qu'il soit ou non lié à un état rhumatismal ou arthritique; phthisie à forme éréthique ou congestive à tendance hémorrhagique; rhumatisme et ses manifestations : névralgies, douleurs arthritiques; arthritisme et ses manifestations : goutte, gravelle, etc.

EVAUX (Creuse). — Sources de + 26° à + 55°. Minéralisation 1gr,355 : bicarbonates de soude, de chaux, de magnésie, de strontiane, de fer; sulfates de soude, de potasse, de chaux; silice, alumine; silicate de soude, lithine, phosphates, chlorures et bromures de potassium et de sodium. — Odeur légèrement sulfureuse; le limon est composé de conferves épaisses, tapissant les réservoirs et nageant sous l'eau; elles contiennent de l'iode, et sont employées topiquement. Établissement thermal.

Spécialisation. — Rhumatismes chroniques; tumeurs blanches; paralysies rhumatismales; ankyloses; arthritisme et ses manifestations cutanées.

SAINT-CHRISTAU (Basses-Pyrénées). — Quatre sources froides de + 12 à + 15°. Minéralisation : 0gr,30, contenant du cuivre 0 gr,00035 et du fer. Suivant Tillot, ce sont des eaux éminemment cicatrisantes.

Une cinquième source est minéralisée par le sulfure de calcium 0,0103. Établissement.

Thérapeutique. — Dermatoses ; scrofules et syphilis ; ulcères atoniques, même à marche phagédénique (Tillot).

Spécialisation. — Eczéma, psoriasis, blépharites, kératites ; syphilis.

Bagnoles (Orne). — Source à + 23° ; dégageant de l'acide sulfhydrique et de l'acide carbonique. Minéralisation 0 gr,613 se répartissant en : sulfate de chaux, chlorures de calcium, de magnésium, de sodium. Deux sources ferrugineuses + 12°. Eaux très digestives.

Thérapeutique. — Dyspepsies à formes atonique et flatulente, puis forme nerveuse, simple ; dyspepsies tenant aux congestions passives du foie, à l'empâtement et à l'obstruction des viscères abdominaux, à la pléthore veineuse totale ou partielle de l'abdomen.

Spécialisation. — Dyspepsies nerveuses et flatulentes.

Contre-indications. — Ces eaux sont contre-indiquées dans la dyspepsie gastralgique ou entéralgique, à forme inflammatoire, chez les excités.

Evian (Haute-Savoie). — Altitude 375 mètres. Sources de + 11 à + 12°. Minéralisation presque nulle. Source Bonnevie 0,gr30 ; Cachat 0,gr10 ; source Guillot 0,gr05. Glairine dans chacune d'elles. Sa situation sur les bords du lac de Genève présente des conditions précieuses pour l'hygiène ; son climat est très sédatif. Sources ferrugineuses de Petite rive et d'Amphyon. Ces eaux (sauf celles de la source Guillot qui contiennent un peu de magnésie), constipent ; elles sont très diurétiques.

Spécialisation. — Névropathies ; gastro-entérite ; diarrhée de nature rhumatismale ; affections calculeuses du foie et des reins ; affections utérines ; métrite chronique; ulcérations accompagnées d'éréthisme; état sub-inflammatoire chronique du corps et du col de l'utérus; cystite du col chez les personnes irritables et nerveuses. Chlorose infantile chez les enfants excités et nerveux. D'une grande utilité pour calmer l'érethisme de la vessie et en chasser les fragments restant après la lithotritie. Chloro-anémie chez les éréthiques.

LACAUNE (Tarn). — Altitude 900 mètres. Minéralisation : 0gr,9670 répartie en bicarbonate de chaux, qui forme la moitié de la minéralisation, bicarbonates de magnésie, de manganèse, de lithine, de soude, etc.; arsenic, iode, fer, cuivre. Sources de + 22° à + 24°.

Thérapeutique. — Lymphatisme, scrofule, chapelets ganglionnaires abcédés, fistules consécutives, ulcères atoniques, engorgements passifs de l'utérus, manifestations cutanées de la scrofule; lupus, caries osseuses, etc.; Chloro-anémie; rhumatismes liés à l'état lymphatique et scrofuleux.

Spécialisation. — Lymphatisme, scrofule, ainsi que leurs manifestations cutanées, musculaires, muqueuses et osseuses.

SCHLAGENBAD. — Thermalité tempérée + 28° à + 32°. Minéralisation 0gr,31.

C'est le traitement externe qui prédomine dans cette station, dont les eaux ont acquis une réputation formelle de médication sédative.

Thérapeutique : Rhumatismes, goutte, affections de vessie, affections cutanées s'accompagnant d'hypéresthésie.

Spécialisation. — Hystérie, troubles nerveux chez les éréthiques.

GASTEIN. — Altitude 1075 mètres. Thermalité de + 31° à + 71°. Minéralisation : 0gr,36. Ces eaux contiennent une grande quantité de conferves : c'est surtout en bains qu'on les emploie. La première immersion, suivant Rotureau, est désagréable ; la peau devient rude, raboteuse, elle se resserre en quelque sorte, la respiration s'embarrasse, le pouls devient plein, le malade sort du bain avec une grande envie de dormir.

Spécialisation. — Troubles du système nerveux, paralysies, rhumatismes ; hémiplégie et paraplégie, au moment aussi reculé que possible du début de l'affection.

WILBAD. — Thermalité + 33 à + 38°. Altitude 445 mètres. Minéralisation : 0gr,55. Les bains font la base du traitement ; on les prend en piscines, qui occupent le griffon même des sources ; l'eau est courante, et grâce à la différence de degrés thermométriques qu'offrent ces sources, les malades peuvent successivement se soumettre à la chaleur qui leur convient (Rotureau). Très sédatives.

Spécialisation. — Rhumatalgie, troubles de l'innervation.

PFEFFERS (Suisse). — Température + 35 à 36°. Altitude 710 mètres. Minéralisation : 0gr,203. Bains et boisson.

Thérapeutique. — Rhumatismes à forme névralgique, sciatique, tic douloureux de la face, hystérie, contracture spasmodique, chorée, affections utérines, affections de la moelle épinière.

Spécialisation. — Névropathies de l'utérus, de la moelle, des muscles.

ACQUI (Italie). — Sources : La Bolente + 75°. Fontanino Tiepido, saveur sulfureuse, odeur hépatique faible : de trois à quatre verres par jour. Fontanino fresco ; deux verres par jour. Boues de + 38° à + 45°. Après le bain de boue, on prend un bain d'eau minérale.

Spécialisation. — Affections intestinales, laryngo-bronchites, dermatoses syphilitiques, affections urinaires, paralysie de la vessie avec atrophie musculaire, atrophies d'origine rhumatismale et suites d'affections de la moelle.

Toutes ces sources ont donc des spécialisations réelles et bien reconnues; elles s'adressent aux névropathies, aux névroses, aux névralgies et à toutes les affections qui en découlent, à l'anémie ou à la chloro-anémie, au rhumatisme, et deux ou trois d'entre elles à l'arthritisme. Si la thermalité explique pour quelques-unes, jusqu'à un certain point, leur action, la minéralisation ne l'explique pas; il semble même que, plus cette minéralisation devient inférieure et sans caractère, plus les indications thérapeutiques deviennent évidentes et précises. Il y a donc là un problème dont le temps nous apportera, nous l'espérons du moins, la solution.

QUATRIÈME PARTIE

MÉDICATION MARINE

La médication marine a sa place indiquée dans un livre traitant des eaux minérales; l'eau de mer est une eau minérale des plus riches, dont la caractéristique est le chlorure de sodium; l'athmosphère marine est saturée de ce même sel. Nous aurions dû en parler en même temps que des chlorurées sodiques; mais, après avoir signalé les différents modes de balnéation, leurs indications, leurs contre-indications, il nous fallait aussi donner quelques courts détails sur les différentes stations marines, ce qui comportait trop de développements. Nous avons préféré en faire un chapitre à part où nous pourrons grouper les faits les plus nécessaires à connaître, et en tirer de suite les conséquences applicables à la thérapeutique.

La médication marine comporte trois agents principaux : l'air, l'eau, le sable.

AIR MARIN

L'air que l'on respire sur les bords de la mer est plus pur, plus vif que dans l'intérieur des terres.

Battues constamment par cette masse liquide sans cesse en mouvement, les couches inférieures de l'atmosphère sont dépouillées de l'acide carbonique qu'elles contiennent; cet acide carbonique, résultat des combustions, de toutes les putréfactions et de la respiration des êtres animés, vicie l'air; il est entraîné par l'eau salée, qui, lorsqu'elle est agitée, peut en absorber une quantité égale à son volume.

L'air absorbé par les poumons est donc un air pur, oxygéné, sans mélange du gaz irrespirable acide carbonique; il agit, par les poumons, sur l'hématose, qu'il rend plus complète : c'est donc un vivifiant puissant.

Non seulement l'air marin est pur, mais il est saturé par les sels contenus en dissolution dans l'eau; les particules salines qui se déposent sur les lèvres et dont la saveur est caractéristique, le prouvent.

Aux bords de la mer, on fait donc des inhalations continues d'air pur, chargé de chlorure de sodium, sel qui se retrouve dans toute l'économie.

EAU DE MER

L'eau de mer est transparente, claire, variant, du reste, de couleur, suivant la profondeur de sa masse; verte, bleue sombre, grise, claire; transparente et de couleur claire sur les bords, elle devient bleue, verte et même noirâtre au large.

Sa saveur est salée, laissant à la bouche un goût amer très prononcé; elle détermine une hypersécrétion immédiate des glandes salivaires, si elle est en contact quelques instants avec la muqueuse buccale.

Sa densité est de 1,0272. Sa minéralisation n'est pas absolument la même partout, car si l'on y constate la présence des mêmes sels, ils ne sont pas toujours dans les mêmes proportions.

A l'embouchure des fleuves, dans les mers fermées, qui reçoivent de grandes quantités de cours d'eau douce, l'eau est moins salée; c'est ainsi que, dans la mer Noire, la salure de l'eau équivaut à la moitié de celle de l'Océan (Oré, *Nouveau dictionn. de médecine et de chirurgie pratiques*).

Au contraire, dans les bassins et les mers fermées, où ne se rendent que peu ou pas de cours d'eau douce, l'eau est plus salée. Il en est ainsi pour la mer Morte dont l'eau renferme 150 grammes de sels dont 135 de chlorure de sodium (Herpin de Metz).

Les eaux du bassin d'Arcachon, 27 grammes de chlorure de sodium pour 1000 d'eau, sont plus salées que celles de l'Océan.

L'eau de la Manche contient 25 grammes de chlorure de sodium pour 1000; les eaux de la Méditerranée, 30 pour 1000.

Le chlorure de sodium forme à lui seul les trois quarts du poids des matières salines qui entrent dans la composition de l'eau de mer. Les autres sels sont : les chlorures de magnésium, de potassium, de calcium: les sulfates de magnésie, de soude, de potasse, de chaux; bromures et iodures en très faibles quantités, carbonates de chaux, de magnésie, silicate de soude, oxyde de fer et de manganèse.

DE LA TEMPÉRATURE

Les recherches de Gaudet sur la température de l'eau de mer, pendant une période de dix années, ont établi :

1° Que l'eau s'échauffe de trois à quatre degrés pendant le mois de juillet, sans redescendre de plus d'un demi-degré.

2° En août, la température de l'eau atteint son maximum et le conserve, sans être influencé par les brusques variations atmosphériques.

3° En septembre, le mouvement rétrograde s'opère aussi régulièrement que le mouvement ascensionnel de juillet.

« La température de la mer, considérée *in globo*, pendant les dix années de notre observation, dit Gaudet, s'est maintenue entre 15 et 20 degrés, tandis que celle de la plage a parcouru une échelle beaucoup étendue, entre ses extrema : elle a oscillé depuis 10° jusqu'à 18°.»

Le minimum de température de l'eau se fixe, pour vingt-quatre heures, avant onze heures du matin, et le maximum de midi à cinq heures du soir.

USAGES DE L'EAU DE MER

L'eau de mer s'emploie en boisson, en bains et en douches.

En boisson. — L'eau de mer n'est pas potable; mais elle est souvent utilisée comme purgatif léger; on fait boire le matin, à jeun, un ou deux verres à bordeaux de cette eau prise au large et passée à travers un tamis très fin, ou filtrée.

Chez les malades atteints d'inappétence, dont les digestions sont difficiles, lentes, nous faisons prendre, avant le repas, une cuillerée à bouche d'eau de mer filtrée.

Nous usons du même moyen chez les enfants atteints de scrofule torpide, sans appétit, tristes, n'ayant ni l'animation ni la gaieté de leur âge.

Du reste, l'usage interne de l'eau de mer remonte à la plus haute antiquité : on trouve dans Pline une formule d'eau de mer miellée, agréable au goût et à l'odorat, dit-il, agissant comme purgatif, sans causer de troubles de l'estomac ni de l'intestin.

Pasquier avait eu l'idée, après avoir puisé de l'eau de mer au large et l'avoir filtrée, pour la dépouiller de toutes les substances animales et végétales qui la pouvaient altérer, de la charger d'acide carbonique.

Rayer conclut des expériences qu'il fit avec cette eau qu'une bouteille d'eau de mer gazéifiée, purgeait aussi bien qu'un bouteille d'eau de Sedlitz à 32 grammes ; que les malades la prenaient sans répugnance et la trouvaient agréable au goût ; qu'aucun accident, aucune incommodité n'avaient suivi son administration.

Il avait remarqué de plus qu'elle avait une action favorable sur les individus atteints d'affections scrofuleuses.

Le Dr Lisle, qui avait eu connaissance de ces expériences, et qui les mentionne dans son mémoire, donne une formule de sirop et d'élixir à l'eau de mer. Il eut même l'idée de faire du pain avec cette eau.

Nous mentionnons ces trois dernières préparations, car elles peuvent servir de point de départ pour de nouvelles recherches. L'action de l'élixir, du sirop et du pain, n'est pas autre que l'action des principes minéralisateurs contenus dans l'eau de mer et surtout du chlorure de sodium.

En bains. — Les bains de mer sont pris chauds ou froids.

Le bain de mer chaud n'est pas autre chose qu'un bain d'eau minérale, ne différant du bain d'eau minérale chlorurée sodique pris à Salies ou à Salins, que par le degré de minéralisation de l'eau de mer, et par l'action concomittante exercée par l'atmosphère marine. Nous ne devons cependant pas oublier qu'à Salins ou à Salies, l'influence des bains chlorurés sur l'économie est augmentée également par l'air vif des Alpes pour Salins, des Pyrénées pour Salies.

Les bains de mer chauds rendent journellement de très grands services aux enfants, que l'on habitue ainsi à l'eau de mer, en diminuant peu à peu le degré de l'eau; aux convalescents, aux névropathes, aux personnes chez lesquelles la réaction après le bain froid est nulle ou très difficile à obtenir.

Certains malades, pour lesquels on pourrait redouter l'action trop énergique du bain de mer froid, guérissent três bien à la suite de bains chauds et de douches tièdes d'eau de mer.

Le bain de mer chaud est excitant; le degré du bain devra être réglé suivant les effets à obtenir : il sera de + 34° ou + 36°, si l'on veut des effets d'excitation franche; de + 32° ou 30° pour obtenir des effets altérants ou toniques, sans excitation bien marquée.

Le bain de mer froid est un modificateur puissant de l'économie; c'est un tonique qui agit par le froid et la réaction qui le suit. Mais si le remède est énergique, il est nécessaire de le bien connaître pour en faire des applications utiles, et d'en surveiller l'action pour éviter les accidents.

Les bains de mer froids tirent leur action puissante de la densité de l'eau, de la force de propulsion des vagues, du contact avec la peau d'une eau très chargée de principes actifs, et aussi de l'action de l'air environnant du plus ou moins de force des vents qui passent sur la côte, et enfin de la température ambiante.

Le bain de mer se compose d'une succession rapide de douches générales, qui agissent sur tout l'organisme par des révulsions répétées et se succédant sans interruptions.

Le bain de mer froid, même pris dans la même localité, ne sera pas toujours un moyen curatif identique à lui-même ; il variera d'après les différentes circonstances que nous venons d'énumérer, le plus ou moins d'agitation du flot, la direction et la force du vent, le plus ou moins de chaleur de l'atmosphère ambiante, etc.

Si donc, le bain de mer froid peut varier comme action et comme effet, dans le même endroit, on comprendra facilement que ce moyen thérapeutique donnera des résultats différents, suivant la situation géographique, le climat, etc., etc. Si les bains de mer pris sur une plage du Nord ou sur une côte normande n'ont pas réussi à un malade chez lequel ils semblaient indiqués, ce malade trouvera promptement sa guérison à Arcachon ou à Biarritz.

Il y a, pour les bains de mer, une règle dont on ne doit pas se départir, et qui épargnera de nombreux déboires. Cette règle est applicable aux eaux minérales, et nous en avons déjà dit un mot à propos d'Ems.

Lorsque l'on choisit une station maritime pour un malade, on doit toujours, autant que possible, à moins d'indications absolues et spéciales, la choisir dans une région plus au midi et sous un ciel plus chaud que la résidence habituelle du malade. Depuis de longues années, nous suivons cette règle de conduite, et nous n'avons jamais eu qu'à nous en louer.

SOINS ET PRÉCAUTIONS A PRENDRE AVANT, PENDANT ET APRÈS LE BAIN

1° Comme pour les eaux minérales, on ne devrait jamais prendre de bains de mer sans avoir l'avis d'un médecin qui vous fixât sur l'heure, la durée du bain, le régime à suivre, etc.

2° Avant de prendre son premier bain, on doit attendre deux ou trois jours; ce conseil s'adresse surtout aux jeunes enfants, aux adolescents malades ou convalescents auxquels ce léger délai permettrait de s'acclimater.

3° Le bain de mer ne sera jamais pris, même par les adultes, de trop grand matin, ni après le coucher du soleil.

4° L'heure généralement choisie sera de dix heures du matin à cinq heures du soir, à la marée montante, alors que la plage sablonneuse, échauffée par les rayons du soleil, se recouvre peu à peu d'eau, dont la température monte à son contact.

Cette heure conviendra surtout aux enfants, aux convalescents et pour les premiers bains des chloro-anémiques.

Les adultes doivent se baigner à jeun ou 3 heures et demie après le dernier repas.

Les enfants, les convalescents, les débilités, dont l'estomac, souvent impérieux, ne pourrait pas attendre, feront de bonne heure un premier déjeuner léger. Gaudet a remarqué que, sans cette précaution, la réaction se fait mal chez les sujets dont nous venons de parler.

On doit éviter avec soin de se mettre au bain pendant le travail de la digestion.

Les enfants ne doivent prendre de bain qu'après six ans.

Lorsque l'on est déshabillé, on doit de suite se mettre à l'eau et ne pas attendre un temps plus ou moins long sur la plage.

Pour les enfants, ce conseil est important, car c'est les exposer inutilement à des refroidissements que le bain ne fait qu'accentuer; aussitôt l'enfant prêt, il devra être conduit de suite à la mer et non pas envoyé sur la plage jouer en attendant la personne qui doit le baigner et qui s'apprête à son tour.

COMMENT ENTRER DANS L'EAU ?

Il faut, autant que possible, se mouiller de suite des pieds à la tête.

Dans les stations, comme à Boulogne-sur-Mer, à Trouville, où les cabines roulantes vous mettent au milieu du flot, il est facile, si on sait nager, de s'élancer dans la mer, ou, si on ne le sait pas, de sauter à l'eau, puis en se courbant légèrement, le dos vers la lame, d'attendre la vague qui vous recouvre complètement.

Pour certaines plages où il faut aller chercher la mer un peu loin, le meilleur moyen est d'aller droit à l'eau et de ne s'arrêter que lorsqu'on est immergé jusqu'à mi-corps; la lame qui vient ensuite vous enveloppe tout entier.

Nous blâmons absolument le procédé que les baigneurs ont adopté et qui consiste à prendre le patient dans leurs bras, et à le plonger la tête la première puis, tout le corps ensuite, dans la vague. Combien de névralgies de maux de tête, de migraines n'ont pas d'autres causes que cette manière brutale de faire prendre le bain.

Les baigneurs sont absolument nécessaires pour les enfants, les jeunes gens, les malades; ils doivent leur servir de tuteur, les soutenir, les encourager du geste et de la voix, rompre pour eux la vague dont ils amortissent la violence; mais ils ne doivent, en aucune occasion, avoir recours à des procédés violents qui, souvent, inspirent aux enfants une terreur que rien, ni menaces ni raisonnements, ne peut vaincre par la suite.

Une fois dans l'eau, on ne doit plus en sortir que pour s'habiller. On ne saurait trop blâmer les gens qui sortent de l'eau et y rentrent à chaque instant : ils compromettent ainsi la réaction nécessaire et la rendent bien plus difficile.

La durée du bain varie suivant les stations, suivant l'âge et la constitution du baigneur.

Pour les enfants, il est de 2 à 5 minutes ; pour les adolescents, de 10 à 15 minutes. Du reste, nous traiterons cette question plus en détail lorsque nous nous occuperons des stations.

APRÈS LE BAIN.

Dès que l'on est sorti de l'eau, il faut de suite rentrer dans sa cabine ; une fois le costume de bain quitté, on doit s'essuyer ou se faire essuyer, mais sans friction, avec un linge bien sec ; on doit s'éponger, et non se frotter, car on enlèverait ainsi les molécules, les principes excitants contenus dans l'eau de mer et constituant une partie de l'efficacité du bain (Oré).

Le linge, dont on se sert pour s'essuyer doit être sec, mais non très chaud ; un linge trop chaud pourrait déterminer trop brusquement la réaction en la faisant commencer par où elle doit finir, par la peau : la réaction franche et salutaire doit se faire du centre à la périphérie. Il ne faudra donc rien employer qui tende à faire commencer la réaction par où elle doit physiologiquement se terminer, et intervertir ainsi ses divers stades. La peau doit être l'organe qui se réchauffe le dernier, et seulement aux dépens de la circulation générale (Oré).

C'est en vertu de ce principe que nous interdisons les bains de pieds d'eau très chaude que l'on apporte dans certaines stations, sans même qu'on les demande. Si les pieds sont couverts de sable ou de détritus, une éponge trempée d'eau tiède suffit à rendre la peau propre.

Dès que l'on est habillé, il faut marcher ; si la réaction se fait mal ou péniblement, on peut prendre un peu de vin vieux chaud et sucré, un verre de xérès, une tasse d'infusion aromatique chaude ; en général, les enfants, les jeunes filles se trouvent très bien d'une tasse de bouillon très chaud.

Dans les régions du Nord ou dans la région intermédiaire, un bain par jour suffit. Dans les régions du Centre et du Midi, on peut prendre impunément deux bains par jour.

HYDROTHÉRAPIE MARINE

L'hydrothérapie, c'est-à-dire les douches à l'eau de mer, a pris, depuis plusieurs années, une place importante dans la cure marine, et chaque année, les succès vont en agrandissant le cercle des applications thérapeutiques.

Le Docteur Lemarchand, du Tréport, a pu dire avec raison que la douche d'eau salée est à la douche d'eau douce, ce que le bain de mer est au bain de rivière.

Ce qui a empêché, pendant de longues années, de constater les heureux effets des douches d'eau salée, c'est que l'on employait d'emblée les douches froides, et que ces douches ne peuvent être appliquées sans danger dans un grand nombre de cas.

Gubler avait constaté, chez les albuminuriques, une augmentation de l'albumine après la douche froide. Moutard-Martin a été amené, par son expérience, à renoncer à la douche froide, dans tous les cas où l'on peut craindre des affections rénales.

Si l'emploi de la douche froide d'emblée, comporte de trop nombreuses exceptions, il n'en est pas de même de la douche écossaise, qui est très bien supportée et donne très promptement des résultats favorables.

La durée de la douche sera très courte, et en cela les résultats de notre pratique sont d'accord avec ceux du docteur Lemarchand ; la douche ne dépassera pas 30 secondes ; l'eau chaude doit être à 34 ou 36° ; le Docteur Lemarchand va jusqu'à 40°. Le malade sort après avoir reçu l'eau froide.

Dans les cas graves, on peut employer la douche écossaise salée sans aucune crainte. Cette douche est un stimulus puissant qui active la circulation et le système nerveux en agissant sur le réseau capillaire et les termini des filets nerveux, et cela avec d'autant plus d'énergie qu'il y a un écart plus grand entre la température de l'eau chaude et celle de l'eau froide.

Il y a cependant des affections où l'administration de la douche froide est absolument nécessaire ; sa durée alors ne doit pas dépasser 15 secondes.

Les douches écossaises d'eau de mer seront utiles chez les lymphatiques, les scrofuleux, dont l'état de faiblesse ferait craindre une réaction longue et difficile ;

Dans l'anémie et la chloro-anémie ;

Dans la dyspepsie ;

Dans la névropathie chez les mélancoliques ;

Dans la congestion utérine, les catarrhes de la vessie, de l'utérus ;

Dans les névralgies lombo-utérines.

Lorsque la stérilité tient à un état de congestion habituelle de l'utérus, à un état catarrhal de cet organe ou du vagin, états liés à une anémie profonde, les douches écossaises, en décongestionnant les organes contenus dans le bassin par suite de la révulsion opérée à la périphérie, pourront la faire cesser.

Nous avons l'habitude d'envoyer aux bains de mer,

pour y achever leur guérison, les femmes que nous venons de traiter pour des métrites, des submétrites, des lymphométrites, etc., mais lorsqu'il ne reste plus d'inflammation. Dans ces cas, les bains très courts sont prescrits; mais ce qui réussit très bien, ce sont les injections d'eau de mer; les douches vaginales sont défendues expressément.

L'injection sera faite au moyen de l'irrigateur dont le robinet ne sera pas ouvert complètement, de façon à ce que le liquide coule doucement et sans donner de secousses à l'organe malade. L'utérus et la muqueuse vaginale se détergent rapidement sous l'influence de ce petit moyen.

Les douches écossaises ont une action puissante sur le rhumatisme articulaire chronique général, sans poussée aiguë, et dans les différentes manifestations de la scrofule et du rachitisme.

Il peut arriver qu'au bout de dix ou douze douches, on éprouve un léger malaise, une sensation de courbature générale, qui ira en s'accentuant chaque jour, puis un peu de frisson et une légère accélération du pouls. Dans ces cas, le malade devra se reposer quelques jours, et ne reprendra le traitement que lorsque le calme sera rétabli.

Quand le malade est accoutumé aux douches écossaises, que la maladie qui décroissait jusque-là de jour en jour devient tout à coup stationnaire, que la congestion n'est plus à craindre, alors on peut avoir recours aux douches salées froides, qui dissiperont les derniers symptômes. Mais il ne faut y avoir recours que si le malade ne présente aucune contre-indication.

Beaucoup d'enfants, et mêmes de grandes personnes, supportent très difficilement l'immersion dans l'eau de mer; quelques sujets ne peuvent s'y habituer; c'est dans ces cas que la douche écossaise interviendra avec succès.

Nous devons ajouter que nous n'avons jamais eu, après la douche écossaise, chez les malades, petits ou grands, cette excitation qui suit si souvent le bain de mer, cette nervosité qui se remarque chez certaines jeunes femmes. Nous n'avons pas non plus eu à combattre ces douleurs de ventre, cet état saburral des premières voies, cette inappétence qu'il n'est pas rare de rencontrer après les premiers bains.

BAINS DE SABLE

Lorsque les Arabes sont atteints de rhumatismes, ils se creusent une fosse dans le sable du désert, s'ensevelissent jusqu'au menton dans ce sable sec et chaud qui a absorbé les rayons d'un soleil ardent. Une sueur profuse ne tarde pas à les couvrir, et au bout d'un certain temps ils sortent de leur fosse délivrés de leurs douleurs.

L'action promptement efficace, du sable sec et chaud sur les douleurs névralgo-rhumatismales et sur les névralgies superficielles, est bien connue. Ne voit-on pas tous les jours, dans les entéralgies, souvent si douloureuses, dans les névralgies des muscles du bas-ventre, dans les névralgies des jambes, la douleur disparaître à la suite de l'application de sachets de sable? Ces faits auraient dû engager à l'emploi plus fréquent de ce moyen dans nos stations maritimes.

En ce moment, il n'y a qu'une seule station où ce procédé thérapeutique soit employé d'une façon régulière et méthodique.

Au Croisic, à l'établissement hydrothérapique, le malade est placé dans une cuve que l'on remplit de sable sec, et dont on élève graduellement la température. Ce bain est tout à fait l'analogue de celui que prend l'Arabe dans le désert.

Comme nous l'avons dit plus haut, dès les premiers moments de l'application du sable, les douleurs disparaissent, et si le malade est atteint de rhumatisme chronique avec tuméfaction des articulations, il voit peu à peu, sous l'influence de la chaleur, les congestions locales diminuer à mesure que les bains se succèdent, puis enfin disparaître.

C'est ainsi que seront soulagés les rhumatisants, les malades atteints de douleurs articulaires anciennes, superficielles ou vagues.

Les bains de sable chaud ne devront pas être pris deux fois dans la même journée, surtout s'il s'agit de vieux rhumatismes et si la diaphorèse est abondante. Ce moyen sera d'une efficacité très prompte pour réprimer les afflux sanguins qui se remarquent au début des maladies chroniques; ces bains agissent rapidement sur les congestions ayant pour siège les muscles, les os et les articulations.

Mais il est une autre manière de prendre le bain de sable, qui est employé il faut bien le dire, plus souvent d'après l'initiative individuelle, que par suite des prescriptions d'un médecin. Les observations que nous avons pu recueillir de pratiques isolées nous portent à croire que si ce moyen était répandu, et surtout méthodiquement employé, les résultats heureux ne tarderaient pas à vaincre les résistances les plus opiniâtres.

Dans le sable de la plage, on creuse un trou assez profond, on laisse le soleil échauffer la place, puis on y étend l'enfant, car en général ce ne sont que des enfants ou des adolescents que l'on soumet à cette pratique. On le recouvre avec le sable amoncelé sur les bords, la tête protégée par un grand chapeau. Il faut garantir le malade avec une tente-abri en flanelle blanche épaisse, qui réfléchit les rayons caloriques.

Ce bain ne ressemble en rien au bain précédent. Quelqu'ardent qu'ait été le soleil, le sable est encore humide, il est imprégné d'eau de mer qui pénètre la peau du petit malade, et y dépose les sels dont elle est saturée. Le bain est chaud, car le thermomètre nous a donné bien souvent + 43°, mais cette chaleur est humide; moins mordicante que celle du bain de sable sec, elle ne détermine pas de sueurs abondantes. L'économie perd donc moins que dans le sable chauffé artificiellement.

Ce bain est réparateur; les actions combinées de l'eau saline. qui est absorbée par les pores de la peau, et de la température, qui réchauffe l'enveloppe cutanée, concourent à faire de ce bain, un moyen tonique et reconstituant.

La durée du bain varie de vingt minutes à une demi-heure sur les plages de la côte normande ; sur les plages du centre, le bain de sable sera de plus longue durée; à Saint-Jean-de-Luz, à Arcachon surtout, ce bain peut être prolongé sans inconvénient plus d'une heure.

Ces bains seront prescrits :

1° Aux enfants chétifs, à membres grèles, à grosses articulations, menacés par le rachitisme;

2° Aux enfants scrofuleux, profondément anémiés, qui ne pourraient supporter, ainsi que nous l'avons vu, les bains de mer, même à Arcachon.

3° Aux convalescents des maladies graves : fièvre typhoïde, scarlatine et ses complications, etc.

4° Aux malades présentant des nodosités articulaires.

Les périostites chroniques avec tuméfaction de l'os, cèdent rapidement par l'usage de ces bains; les chapelets ganglionnaires de la région du cou; les adénites strumeuses, quelquefois si considérables, de l'aine, sont promptement modifiés par une première saison de ces bains; puis l'économie subit tout entière la salutaire influence du régime marin. Nous avons vu souvent des adolescents et des adultes prendre des bains de sable partiels, y plonger le coude, le genou, lorsqu'il s'agissait d'arthrite chronique avec tuméfaction de l'article; chez des arthritiques ou des scrofuleux, la guérison était assez prompte, mais nous n'avons jamais eu la moindre amélioration locale sensible dans les cas de tumeur blanche ancienne et confirmée.

EFFETS DE L'AIR MARIN ET DES BAINS DE MER.

Le premier effet de l'air marin est de produire chez les personnes saines qui le respirent, et à plus forte raison chez les anémiés, les languissants, une excitation manifeste ; la vitalité semble accrue, la respiration est plus large, plus complète; l'œil devient plus brillant; le visage s'anime, se colore; le pouls, plus plein, bat plus vite; l'appétit s'éveille, la digestion est plus rapide et plus complète.

Le premier effet du bain de mer est une sensation de froid; au contact de l'eau, surtout si le corps entier n'est pas recouvert par la lame, il survient un frisson qui se dissipe pour revenir quelques moments après.

Mais cette impression de froid est augmentée par le plus ou moins de chaleur de l'atmosphére, par le plus ou moins de violence des vents, par le plus ou moins de temps que l'on mettra à se replonger après la première immersion.

D'ailleurs les baigneurs ne sont pas tous impressionnés de la même façon ni au même degré par l'eau froide. Les uns, en entrant dans l'eau n'éprouvent aucune sensation, et peuvent impunément y rester une demi-heure et plus. D'autres sont saisis par le froid, ils suffoquent; la gorge est serrée, les lèvres deviennent violettes, la face est anxieuse; le sang est refoulé de la phériphérie au centre, il y a vertiges, spasmes; puis à mesure que l'immersion est plus complète, l'équilibre se rétablit, ces phénomènes disparaissent peu à peu et le malade ressent alors le bien-être du bain; s'il survient un second frisson, il est de courte durée, et, souvent même, passe inaperçu.

D'autres au contraire, ressentent les mêmes effets qui ne font que s'accentuer; alors surviennent des cris, des plaintes, des sanglots; un frisson général et une véritable angoisse : cet état se prolonge souvent une demi-heure après la sortie du bain : ils grelottent, claquent des dents et malgré les cordiaux, ils conservent une horripilation générale, les lèvres violacées. Dans ce cas, il faut cesser les bains froids et prescrire les bains chauds.

Ces phénomènes se montrent chez les nerveux, les gastralgiques, les débilités, les jeunes gens épuisés par une croissance rapide ou par de nombreux excès.

D'autres personnes ne peuvent absolument pas prendre de bains de mer; nous avons été à même de constater que des névropathes (femmes), à la suite de grandes pertes de sang pendant des couches laborieuses, se trouvaient dans cette catégorie. Ces mêmes sujets, une fois la chlorose combattue, revenaient à la mer sans répugnance.

Certains enfants, facilement excitables, ne peuvent supporter le bain de mer.

EFFETS CONSÉCUTIFS.

Après les premiers bains, on éprouve, en général, un sentiment de lassitude, de pesanteur; on est lourd après les repas, et on dormirait volontiers; le sommeil de la nuit est plus profond. Au bout de quelques jours, l'appétit s'éveille, la circulation s'établit plus active; on éprouve le sentiment intime d'une force nouvelle; les fonctions se régularisent; bref, le traitement marin commence à faire sentir ses bons effets. Mais il est des personnes chez lesquelles cette médication n'a aucune action favorable. Après la première période de lassitude, ces malades ressentent une véritable courbature générale; ils étouffent, ils sont oppressés; ils éprouvent des battements par tout le corps, et souvent des douleurs de tête intolérables; ils sont excités, ne dorment plus, perdent absolument l'appétit; enfin la crise s'accentue par l'apparition de la diarrhée.

Ces malades se trouveront bien de cesser les bains et même de quitter le bord de la mer.

Les enfants, dans les premiers temps de leur séjour, sont tapageurs, turbulents; ils ont souvent le sommeil agité, peu d'appétit, de l'embarras gastrique. Une purgation suffit la plupart du temps pour les calmer.

Les bains de mer donnent fréquemment des démangeaisons, souvent aussi de l'urticaire, du prurigo et des pustules.

INDICATIONS DES BAINS DE MER.

La médication marine sera prescrite chaque fois que l'organisme aura besoin d'un stimulus énergique. Le chlorure de sodium, que l'on retrouve partout dans l'économie, sera introduit à nouveau, dans l'organisme malade par l'air, l'eau, et au besoin les médicaments dans la composition desquels entrera l'eau de mer (sirop, élixir).

Les deux diathèses qui réclament impérieusement la médication marine sont : la diathèse lymphatique, la diathèse scrofuleuse, et toutes leurs manifestations;

La convalescence des grandes maladies nécessite souvent l'emploi de ce traitement.

Nous empruntons à Oré (*Nouveau dictionnaire de médecine et de chirurgie*) le tableau qu'il a tracé des affections dans lesquelles le bain de mer sera prescrit.

Les bains de mer employés dans un but purement hygiénique varieront suivant l'âge, le sexe, les tempéraments, les constitutions, les prédispositions.

Les bains de mer employés au point de vue thérapeutique, s'adresseront à deux ordres d'états maladifs distincts.

1° Maladies générales ou diathèses; lymphatisme, scrofule, faiblesse constitutionnelle, faiblesse générale accidentelle.

2° Maladies ou affections locales, variables suivant l'âge et le sexe.

A. Maladies communes à l'enfance; engorgements ganglionnaires, rachitisme, ophthalmies chroniques, hydrocéphalie, convulsions et maladies spasmodiques, bronchites, affections gastro-intestinales chroniques, affections des os, etc... Ces maladies s'observent dans les deux sexes.

B. Maladies propres aux jeunes gens : pertes séminales dépendant d'un abus de l'onanisme, céphalalgie, faiblesse survenue à la suite d'une maladie aiguë.

C. Maladies propres aux jeunes filles : troubles de la menstruation à l'époque de la puberté, leucorrhée, chlorose, métrorrhagie.

D. Maladies propres aux femmes : dysménorrhée, aménorrhée, lésions diverses de l'utérus; névralgie utérine, stérilité, hystérie, gastralgie et dyspepsie liées à la menstruation.

E. Maladies communes aux deux sexes : maladies chroniques des appareils respiratoire et digestif, névralgies des membres, rhumatismes chroniques, maladies de la peau, maladies chirurgicales, diabète, engorgements des viscères, etc.

Les bains de mer sont absolument contre-indiqués dans les congestions et les affections du cerveau, les affections chroniques organiques du cœur, la dilatation des gros vaisseaux, (anévrisme de la crosse, etc.), certaines ophthalmies, les affections eczémateuses, les affections chroniques du poumon, etc.

STATIONS MARITIMES

Le choix d'une station de bains de mer n'est pas chose indifférente, et si, comme nous le disait une malade, qui s'étonnait d'être envoyée à une station qui ne lui plaisait pas : « *C'est toujours la mer* », il est évident que ce n'est pas la même mer; que la température ambiante, la salure, etc., variant suivant les régions, il en est de même des éléments secondaires de la médication : vents, plage découverte ou abritée par des forêts ou des collines avoisinant le littoral, accidents de terrain, atmosphère plus ou moins agitée, etc. Toutes ces différentes circonstances déterminent par leur réunion, l'action générale d'une station sur l'économie ; deux plages voisines ne se ressemblent pas, et il faut savoir tirer parti de toutes les conditions balnéaires, climatériques ou autres, pour en faire profiter le malade.

On doit se préoccuper avant tout du pays d'origine du malade. S'il est né dans le Midi et qu'il n'ait pas cessé de l'habiter, il faut se garder de le diriger vers le Nord. Si depuis de longues années, il habite plus au nord que son pays natal, si sa poitrine est faible et que l'on craigne la tuberculisation, le nord est prohibé. D'un autre côté, l'habitant du Nord ne devra être adressé dans le midi qu'avec les plus grandes précautions; les stations intermédiaires seront recommandées, et le malade pourra tirer grand profit d'un séjour aux stations du Centre, aux Sables, au Croisic par exemple, la trop grande chaleur pouvant lui être nuisible.

Nous devons avoir toujours présentes à l'esprit les grandes divisions que nous avons données des malades : 1° *en excités ou excitables ;* et 2° en *déprimés ou dépressibles*.

Aux premiers, les plages où la mer calme vient mourir sur le sable chaud; aux seconds, les plages, même de galets, où la mer vient déferler avec force, où la vague donne une succession non interrompue de douches générales.

DIVISION DES PLAGES

Nous diviserons le littoral français en plusieurs régions

1° Région du Nord : de Dunkerque à l'embouchure de la Seine (rive droite);

2° Région intermédiaire : côtes normandes et côtes de Bretagne, de l'embouchure de la Seine (rive gauche), à l'embouchure de la Vilaine;

3° Région centrale; de l'embouchure de la Vilaine, à l'embouchure de la Gironde (rive droite);

4° Région du Midi : de l'embouchure de la Gironde (rive gauche), à l'embouchure de la Bidassoa.

5° Région de la Méditerranée.

RÉGION DU NORD. — PLAGES DU NORD

Cette région se divise : 1° en plages sablonneuses, de Dunkerque au Crotoy, à l'embouchure de la Somme.

2° En plages de galets : de l'embouchure de la Somme au Havre.

A toutes les plages de cette région, on trouve une mer très souvent agitée par le vent venant du large; les lames déferlent avec force sur le rivage; le climat est brumeux, humide, souvent pluvieux; les vents sont violents et même orageux. Le bain, dans ce te région, est véritablement hydrothérapique; il est excitant; on ne devra donc diriger sur ces stations, que des malades présentant une affection à forme torpide ou de la dépression; et encore la dépression ne doit-elle pas être trop forte, car il faut que le malade puisse réagir.

Le bain sera court; pour les enfants : de deux à cinq minutes à peine; pour les adolescents et les adultes : dix minutes. Ce qui agit dans ce bain, ce sont : la densité de l'eau, le froid, et la réaction qui lui succède. Après le bain, il faut faire de l'exercice et faciliter cette réaction avec un des stimulant déjà indiqués.

Les malades, dirigés sur ces stations, doivent réagir facilement, offrir un certain degré de résistance, et surtout ne pas être dans une période d'excitation.

Les malades qu'on y adressera, sont les lymphatiques, les scrofuleux à forme torpide, les rachitiques, ceux qui présentent certaines manifestations osseuses de la scrofule, les chloro-anémiques déprimés ou les diabétiques, après une saison passée aux eaux minérales.

Les bains de mer seront utiles encore dans certaines formes de l'herpétisme, de la syphilis, de l'arthritisme (surtout dans la forme erratique).

Contre-indications. — Les stations du Nord sont contre-indiquées chez les névropathes, les sujets dont l'incitabilité nerveuse est trop grande, et chez les individus prédisposés aux congestions, aux hémorrhagies; chez les malades atteints de catarrhe chronique des bronches, chez les cardiaques, chez les scrofuleux pour lesquels on craint la tuberculose.

Il y a des malades qui devront fuir les stations du Nord; nous voulons parler de ceux dont l'intestin est impressionné par le moindre changement de temps et qui sont pris, à la plus petite saute de vents, de diarrhée, d'entéralgie et même de vomissements,

Nous allons décrire en quelques mots les stations principales situées dans la zone maritime du Nord.

DUNKERQUE. — Ville de 33,000 habitants; huit mètres d'altitude, sur la mer du Nord.

La plage est à quelque distance de la ville, à droite de l'estacade, orientée au Midi : on s'y rend par la promenade du Roosendael; très grande, sablonneuse.

Il y existe deux établissements de bains ; on se rend à la mer dans des cabines roulantes, ce qui facilite la première immersion.

Le vent, qui vient du large, est souvent violent, le climat humide et brumeux; la lame dure, quand le vent est, suivant l'expression pittorresque du pays, *sous l'eau.*

Lorsque le vent est violent, il soulève le sable de la plage qu'il projette à travers le visage. Après le coucher du soleil, la température s'abaisse assez rapidement pour que l'on soit obligé de faire garder la chambre aux baigneurs.

Le bain devra être court, suivi d'exercice, et prescrit à des sujets à réaction facile et prompte dont la dépression n'est pas profonde.

Le pays est plat, non boisé. Des dunes, rien que des dunes.

CALAIS. — 12 700 habitants ; deux mètres d'altitude. Grande plage de sable orientée au Nord. Établissement de bains entre le bassin à flot et la mer.

Mêmes indications, mêmes contre-indications que pour Dunkerque.

BOULOGNE-SUR-MER. — 40250 habitants, à l'embouchure de la Liane. Bel établissement hydrothérapique.

La ville se divise en ville basse ou ville nouvelle, commerçante, et en ville haute. Cette disposition offre cet avantage, que les malades qui craignent l'air vif, sec, excitant et souvent irritant du littoral, peuvent se retirer dans la ville haute où l'air est plus mou et plus humide.

La plage de sable, légèrement inclinée, qui commence au bas de la jetée de droite, s'étend jusqu'aux premiers rochers, au fort de la Crèche à environ 1 kilomètre; son sable fin et doux échauffe, à la marée montante, l'eau qui vient le recouvrir. La lame est dure et rude; le secours d'un baigneur est absolument nécessaire aux enfants, aux jeunes gens et aux femmes; c'est bien le bain hydrothérapique que l'on prend à Boulogne; aussi faut-il éviter avec soin les occasions de refroidissement, et faciliter la réaction par toutes les précautions possibles.

La durée du bain doit être courte, et, à moins de prescription formelle, on doit se borner à un bain par jour.

La plage offre de nombreuses ressources pour les enfants, que l'on y laisse jouer, pieds et jambes nus, toute la journée; on devra les faire rentrer de bonne heure, les soirées et les nuits étant fraîches et humides.

La température est variable à Boulogne, les journées sont souvent brumeuses; la pluie y est fréquente. Aussi Rotureau, et nous ne pouvons que nous joindre à lui, conseille-t-il aux médecins de n'envoyer à Boulogne (et nous, nous ajouterons à toutes les plages du Nord), que les malades à réaction facile, qui sont peu susceptibles de s'enrhumer; il dit encore « si les Anglais, très nombreux dans cette ville, s'accommodent bien de son climat, quelques baigneurs, éloignés du nord de la France, ont quelquefois à souffrir des journées humides et froides des mois où les bains dans l'eau de mer sont possibles.

Nous n'avons pas dit autre chose dans nos conseils sur le choix d'une station, et si les Anglais se trouvent bien du climat de Boulogne, c'est que cette ville est située au sud de la résidence de la plupart d'entre eux en Angleterre, et que son climat est relativement plus clément que celui de leur pays natal.

Nous sommes heureux de nous rencontrer en communauté d'idées avec notre excellent confrère, sur une question qui n'est pas assez connue, à notre avis.

Sur la route de Wimille, à 300 mètres des remparts, on trouve une source ferrugineuse carbonatée, que l'on nomme la fontaine de Fer (+ 13°, 8).

Les malades, qui devront être dirigés sur Boulogne, sont : les lymphatiques, les scrofuleux à forme torpide, les chloro-anémiés déprimés à réaction facile, et qui n'ont aucun symptôme morbide du côté du poumon.

Les plages d'Ambleteuse et de Capecure ont les avantages et les désavantages de la plage de Boulogne. Elles sont fréquentées par les familles modestes qui cherchent le repos et une certaine liberté d'allures; les enfants peuvent jouer sur la plage en toute liberté.

BERCK-SUR-MER. — Jadis bourg de pêcheurs (3300 habitants). Il y a 1500 mètres du village à la mer. La plage d'une grande étendue, est unie et sablonneuse. A une des extrémités, s'élève l'hôpital qu'y a fait construire l'assistance publique, pour y recevoir cinq cents enfants scrofuleux. A l'autre extrémité se trouve l'hôpital construit par MM. de Rothschild.

Le Dr Bergeron a décrit d'une façon très saisissante la situation de Berck, et a fait comprendre en peu de mots comment s'expliquaient les succès qu'on y obtenait dans les différentes formes de la scrofule. Ce rapport a été imprimé dans les annales d'hygiène 1868 (tôme 29 de la 2e série).

« Berck, écrit le Dr Bergeron, est situé sur la Manche, par 0°40 de longitude Ouest, et 50°20 de latitude Nord. Cette plage est circonscrite à l'est, par une zone de dunes dont la largeur varie de 100 à 400 mètres ; de la cime de ces dunes, on embrasse d'un coup d'œil une longue étendue de sable, qui, mesurant de l'embouchure de l'Authie au sud, à celle de la Canche au nord, une ligne droite de 21 kilomètres, peut, par les plus fortes marées, avoir de 1 400 à 1 600 mètres de large et présente en tous temps une surface unie sans galets ni rochers.

En arrière des dunes, et avant d'arriver au village qui donne son nom à la plage, on rencontre des fertiles prairies dues à des relais de mer.

L'orientation de la plage est plein ouest, de sorte que l'horizon n'est borné qu'au nord, par les falaises du Boulonnais et au sud par celles du Tréport et de Dieppe. Les marins du pays affirment qu'elle est à la fois préservée des vents froids du nord et de l'est, et ne se ressent jamais des tempêtes qui soufflent du Sud-Ouest. On comprend cependant, qu'à cette latitude, la température du rivage ne soit jamais extremement élevée, mais ce qui est constant et digne de remarque, c'est que par les plus grands froids, elle ne s'abaisse jamais au dessous de 9°, et reste la plupart des hivers entre + 4° et 4° ; ainsi le sable, celui même que n'atteint pas le reflux, ne gèle jamais à une profondeur de plus de $0^{m}05$. Qui ne reconnait là l'influence de cette dérivation en retour du Gulf-Stream, qui, sous le nom de courant de Rennel, regagne l'Atlantique en longeant les côtes de France et d'Espagne. Cette circonstance explique comment les enfants peuvent, pendant la plus grande partie de l'hiver, continuer à vivre en plein air, et je n'ai pas besoin de faire ressortir l'importance de ce fait pour ceux des scrofuleux dont la maladie exige un traitement prolongé. »

L'auteur du rapport ajoute que « la plage n'est traversée par aucun cours d'eau, venant de l'intérieur apporter des détritus et des immondices », qui la souilleraient à marée basse. L'eau potable ne manque pas, elle est limpide et d'un gout agréable. « Il n'y a pas de marais salants, et les sables sont fixes ou, du moins, ne sont pas mouvants, et la mer, en se retirant, laisse de petits bassins formés par des accidents de terrain, et dans lesquels les enfants trouvent des bains à eau calme dont la température s'élève parfois jusqu'à 25° centigrades (Bergeron, *loc. cit.*).

On voit de suite, d'après cette description si nette et si vraie, quelles immenses ressources les petits scrofuleux peuvent retirer de pareils bains ; les excités seront apaisés comme à Arcachon, à Roucas-Blanc, par ces bains à *eau calme ;* les déprimés trouveront dans le bain à la lame, l'excitation nécessaire à leur organisme débilité.

Il convient d'ajouter que la situation de Berck relativement peu éloignée de Paris, permet d'y envoyer un grand nombre d'enfants sans trop de frais.

« Les engorgements glandulaires, les abcès froids, les gommes scrofuleuses, les tumeurs blanches, et enfin le rachitisme peuvent y espérer, sinon la guérison, toujours une amélioration notable. Les blépharites chroniques, en général les affections de yeux, les éruptions eczémateuses, les otorrhées sans lésion osseuse, les caries étendues, les nécroses profondes, s'améliorent rarement et le plus souvent s'exaspèrent. En résumé, il y a eu, sur 380 cas de diathèse scrofuleuse, traités à l'hôpital des enfants de Berck-sur-mer, 234 guérisons, c'est-à-dire une proportion de 60 p. 100 ; 93 améliorations ou 23 p. 100 ; 18 décès ou 4,6 p. 100 et 35 résultats nuls ou 9 p. 100. (Bergeron, *loc. cit.*).

Ces chiffres sont on ne peut plus encourageants, en ce sens, qu'ils permettent d'espérer que, lorsque les difficultés administratives seront aplanies, que les transports seront meilleur marché, le chiffre des insuccès diminuera encore dans de fortes proportions.

Le Crotoy (Somme). — 1500 habitants; est bâti sur la langue de terre qui s'avance vers le milieu de la baie de Somme. Jolie plage de sable fin qui devient de plus en plus fréquentée. Etablissement de bains; présente les caractères des stations du Nord.

Là se terminent les plages sablonneuses du Nord, fréquentées par les baigneurs. En traversant la Somme, nous trouvons d'abord les plages mi-partie galets, mi-partie sable, jusqu'à Dieppe; puis celles toutes de galets jusqu'à l'embouchure de la Seine.

Saint-Valery-sur-Somme. — 3700 habitants. Nous ne dirons rien de cette ville comme station marine; pour prendre les bains de mer, il faut traverser le port dans un bac, et aller au petit établissement construit à La Ferté sur la rive droite de la Somme.

Cayeux. – Plage de galets; Bourg d'Ault, Mers, plages de galets où l'on trouve le sable à marée basse; petites stations, qui sont, pour les gens tranquilles et modestes, des succursales de Tréport.

Tréport (Seine-Inférieure). — Ville de 3800 habitants, à l'embouchure de la Bresle, à 4 kilomètres de la ville d'Eu. Station très fréquentée, ce qu'elle doit à son voisinage de Paris et aux facilités que l'on a de s'y rendre. Cette ville était autrefois adoptée par un grand nombre de familles, qui y trouvaient le calme, la tranquillité et une vie relativement facile.

La plage, de galets, à mer étale, ou à marée montante, est de sable à la marée basse. La lame est forte et les vents y soufflent souvent avec violence; on y prend un vrai bain de lame. Il est facile, lorsque la mer se retire, d'envoyer les enfants jouer, pieds et jambes nus, dans les rochers qui, à gauche, terminent la plage laquelle, à droite est fermée par la jetée. Bel établissement hydrothérapique. Les pluies commencent vers la fin de septembre.

Les lymphatiques, les scrofuleux. les rachitiques, les anémiés, les gastralgiques, les convalescents de longues maladies, les malades atteintes d'affections utérines (forme atonique), surtout s'ils ne sont ni excités ni excitables, y trouveront souvent la guérison complète, toujours une prompte amélioration.

Dieppe. — Ville de 20 000 habitants, située à l'embouchure de la petite rivière d'Arques, qui la coupe en deux; à gauche, la ville et ses monuments, la plage; à droite le faubourg du Pollet. De chaque côté de la ville, hautes falaises blanches.

« Le vent d'Ouest, qui souffle pendant la moitié de l'année à Dieppe, dissipe les brouillards de la vallée » (Le pecq de la Cloture).

Établissement et casino ne laissant rien à désirer; dans l'intérieur de la ville établissement hydrothérapique.

Le sol du fond de la vallée d'Arques est humide et marécageux, mais Dieppe et les bords de la mer sont sains et ne présentent pas trace de cette humidité, qui est dissipée par les vents venant du large.

La plage est grande et vaste, fortement inclinée, ne présentant que du galet à sa partie la plus rapprochée de la terre; à marée basse, on trouve le sable.

Tout le monde sait que, lorsque la mer bat son plein, les bains sont suspendus à Dieppe, comme, du reste, aux autres plages qui n'ont que du galet, à cause de la dureté de la vague, poussée par les vents du nord et du nord-ouest. Il est, dans ces cas, presque impossible de supporter le choc des lames venant se briser sur les galets.

D'après les expériences de Gaudet, la chaleur moyenne de l'eau, pendant les mois de juillet, août, septembre a été de 18° centigrades; la température maxima, de 20°5, la minima, de 16°.

Rotureau rapporte, d'après Dutrouleau, un tableau établissant la température moyenne de l'air pendant les trois mois de la saison : juillet, août, septembre. Ces chiffres sont d'une extrême importance à connaitre surtout pour les conséquences thérapeutiques que l'on peut en tirer. Ils établissent qu'à Dieppe, la température maxima présente 3° de moins que la température maxima de Paris, aux mêmes heures (neuf heures du matin et trois heures après midi, heures du bain). « Cette différence est rendue bien plus sensible encore, dit Dutrouleau, par les brises de mer, car les chiffres thermométriques sont loin de donner les sensations éprouvées par le corps humain. » Aussi, tout en convenant avec cet auteur, que cet écart entre les maxima de Dieppe et de Paris, peut être utile à ceux qui ont besoin, dans l'intérêt de leur santé, d'éviter les fortes chaleurs, devons-nous insister sur ce point, que les effets de cette température peuvent être nuisibles aux organisations délicates, qui ont besoin pour vivre, d'une atmosphère tiède ; si ces malades se peuvent défendre du froid lorsqu'ils sont vêtus, ils se trouveront absolument désarmés lorsque, prêts pour le bain, ils seront enveloppés par cette atmosphère trop basse pour leur organisme maladif; cet effet sera augmenté encore, par la sensation de froid due à l'immersion.

Nous trouvons donc à Dieppe, les conditions des stations du Nord ; atmosphère ambiante plus basse que dans l'intérieur des terres, bains à la lame, vent souvent violent soufflant du large; de plus, sauf pendant les jours les plus beaux et les plus chauds de l'année, climat brumeux et souvent pluvieux.

Dans ces conditions, le bain doit être court, et l'on doit favoriser, par tous les moyens possibles la réaction déjà préparée par la densité de l'eau et le choc des vagues.

Les malades qui devront être dirigés sur cette station seront les lymphatiques, les scrofuleux, les rachitiques, les chloro-anémiques, c'est-à-dire ceux dont l'organisme a besoin d'un stimulant énergique, ou d'un modificateur puissant, comme les herpétiques, les syphilitiques, les diabétiques et certains névralgiques non excités.

La station de Dieppe, les petits ports environnants, ainsi du reste, que les stations du Nord, sont contre-indiquées chez les individus trop excités, chez ceux dont l'activité circulatoire est trop grande, qui sont sujets aux hémorrhagies, chez les malades prédisposés aux catarrhes ou qui en sont atteints, chez les personnes pour lesquelles on craint une prédisposition aux tubercules.

Les sujets qui ont déjà eu des atteintes d'entéralgie devront éviter les stations qui nous occupent.

VEULES. — 1300 habitants. Entre deux falaises. Établissement de bains de mer. Plage de galets.

SAINT-VALERY-EN-CAUX. — Ville de 4500 habitants; resserrée entre deux hautes falaises, entourée de belles avenues d'arbres. La plage est de galets sur une étendue de 40 mètres, puis on trouve le sable. L'établissement est précédé d'une terrasse, d'où un escalier conduit à la plage; on vit à Saint-Valery de la vie de famille.

VEULETTES. — Village de 300 habitants. Plage splendide, presque aussi développée que celle de Dieppe; au pied d'une falaise; plage de galets. Établissement de bains de mer.

LES PETITES DALLES. Petit hameau très favorablement situé à l'entrée d'un joli vallon; promenades agréables, plage de galets et de sable. Installation toute primitive.

Fécamp (Seine-Inférieure). — Ville de 12 900 habitants. La mer est à un kilomètre environ du centre de la ville. La plage est très belle, cailloux roulés. Établissement de bains de mer; bains chauds, hydrothérapie marine complète.

On ne peut prendre de bains à la lame que lorsque le pavillon est hissé en haut du grand mat à l'entrée des bains.

Yport. — 1 700 habitants. La plage n'est pas belle; elle se modifie sans cesse sous l'action de la mer. Elle présente actuellement une grève de galets assez fins.

Étretat. — Bourg de 1 900 habitants. Le sol d'Étretat est plus bas que le niveau des hautes mers; il est protégé par une digue de galets constamment battue par le flot. Cette digue forme un arc de cercle terminé à chaque extrémité par une haute falaise rongée par la vague.

Bains à la lame. Établissement avec installation hydrothérapique marine.

Le Havre-de-grace (Seine-Inférieure). — Ville de 86 800 habitants, sur la rive droite de la Seine. Belle plage de galets. L'établissement d'hydrothérapie marine de Frascati offre toutes les ressources désirables.

Les bains de mer au Havre présentent tous les caractères des bains pris sur les plages du Nord.

La plage de Sainte-Adresse, à quatre kilomètres du Havre, est abritée des vents du nord-ouest. — La plage est mi-partie sable, mi-partie galets. Établissement.

Nous voyons donc que sur ces plages, depuis l'embouchure de la Somme, il faut pour arriver au sable, qui n'est découvert qu'à marée basse, franchir une zone de trente à quarante mètres de galets; nous voyons aussi que la lame à marée montante ou à mer pleine, acquiert plus de force en se heurtant à ces galets et devient ainsi un agent énergique de révulsion.

Dans les belles journées d'été, le vent est presque toujours du sud-est. Les vents du nord, de l'ouest et le vent du sud-ouest sont les plus fréquents, car ils règnent presque pendant la moitié de l'année et amènent la pluie.

En raison de leur situation topographique, les deux plages de Saint-Valery et de Fécamp sont souvent battues par les vents du nord.

Les bains que l'on vient chercher sur ces plages, sont donc pris dans des circonstances que l'on doit rappeler : le bain est presque toujours à la lame, cette lame a toujours une certaine force et même est souvent violente par les gros temps.

La température ambiante est inférieure à la température de l'intérieur des terres.

Le climat est brumeux, souvent pluvieux. Les nuits sont fraîches et même froides.

Les malades que l'on devra diriger sur ces plages, sont des malades déprimés ou dépressibles, auxquels une certaine excitation est nécessaire; mais la dépression ne doit pas être complète pour que la réaction soit possible : le sujet doit présenter une certaine résistance, car sans cela le résultat du traitement serait tout autre que celui qu'on attend.

On enverra donc aux stations que nous venons d'étudier, tous les malades chez lesquels on constate une activité moins grande de la circulation, du système nerveux, des fonctions digestives, un abaissement des forces, etc.

Par contre, on en éloignera avec soin tous ceux qui présentent une suractivité vitale maladive.

RÉGION INTERMÉDIAIRE

Côtes Normandes. — Côtes de Bretagne.

La région dont nous allons nous occuper est une région transitoire, intermédiaire entre la région du Nord et la région du Centre; en effet, si, à certaines de ces stations, on ne retrouve plus les caractères franchement excitants des stations du Nord, on n'y trouve pas encore l'action franchement sédative constatée sur les plages du Centre et du Midi.

Ces plages conviendront aux tempéraments moyens, aux sujets chez lesquels, si la santé est dérangée, la maladie n'est du moins pas accusée, il n'y a encore que des symptômes précurseurs.

Les malades ont-ils des tendances à la névropathie? ils trouveront des plages où le flot est assez doux, l'atmosphère tempérée, et où ils ne risquent pas d'être, comme dans une station du Midi, Arcachon, Biarritz, Saint-Jean-de-Luz, par exemple, écrasés par la chaleur.

Ont-ils au contraire des tendances à la forme torpide? on leur choisira des stations plus abritées que celles du Nord, où la lame brisée par les rochers voisins est moins rude, et où ils trouveront une excitation moindre qu'à Boulogne, Tréport ou Dieppe.

Depuis quelques années, le public se porte en foule vers ces plages plus abritées, où la lame est plus douce, l'atmosphère ambiante moins fraîche et moins humide; la vogue que les stations de la basse Normandie et de la Bretagne obtiennent, est une preuve irrécusable de l'heureuse influence de ces conditions sur la santé publique.

Cette région s'étend de l'embouchure de la Seine (Honfleur) à l'embouchure de la Vilaine, comprenant cette longue suite de côtes qui forment le littoral de la Normandie et de la Bretagne. Les stations situées sur la côte de Normandie sont plus abritées que celles que nous venons d'étudier; de plus, sur certaines plages de sable, très étendues, la vague, brisée par les rochers qui avoisinent le littoral, est moins dure et moins rude. La côte de Bretagne présente des plages très vastes du sable le plus fin et le plus doux.

Nous ne devons pas oublier l'influence exercée dans ces régions, sur la température ambiante, par le Gulf-Stream, qui, du fond du golfe du Mexique à travers l'Océan, nous apporte des « trésors de chaleur »; c'est à lui que la Bretagne doit ses hivers pluvieux, mais doux; du reste, l'influence de ce calorique se fait sentir assez avant dans les terres, puisque à Nantes, à Angers même, on peut cultiver en pleine terre des fleurs des pays chauds : magnolias, camélias, etc.

HONFLEUR. — 9 000 habitants; sur la rive gauche de la Seine, à son embouchure; n'est pas une station marine à proprement parler; les bains, établis à gauche de la jetée, sont fréquentés surtout par les gens du pays.

VILLERVILLE. — Village de 1 000 habitants, sur une falaise à pic sur la mer. L'établissement des bains est très fréquenté depuis quelques années. Les cabines sont établies sur une estacade; le bain n'est possible qu'à la mer pleine; on descend directement dans la mer. Sur le rivage, on a construit des brise-lames.

TROUVILLE-SUR-MER. — Ville de 5 700 habitants, à l'embouchure de la Touques, au pied d'une colline verdoyante, couverte de maisons d'habitation et de jardins. La plage est grande et ne présente que du sable; la lame est forte; la température extérieure est plus douce que sur les côtes de la région nord; les vents sont moins violents; les soirées sont fraîches. On retrouve donc à Trouville les caractères que présentent les plages du Nord, mais atténués, et permettant à des organisations plus faibles de supporter ce traitement marin. Cependant le résultat de cette médication est toujours excitant. On devra éviter avec soin de mener à Trouville les personnes facilement excitables et celles dont les voies digestives sont susceptibles.

Établissement hydrothérapique.

Trouville est plutôt un centre, un rendez-vous de plaisir, qu'une station où se dirigent les malades; mais les enfants, par une inhalation constante de cet air salin, vif et pur, par l'usage des bains de mer, par leur séjour permanent sur la plage où ils peuvent jouer sur le sable depuis le matin jusqu'au soir, reprennent leurs belles couleurs et l'animation de leur âge, alors qu'ils étaient arrivés fatigués, eux aussi, par la saison d'hiver.

Depuis un an ou deux, la mer se retire un peu de Trouville.

Deauville. — Plage inconstante; la mer s'est retirée à une très grande distance; elle semble cependant revenir un peu vers Deauville depuis un an ou deux. La plage est de sable comme à Trouville, dont elle n'est séparée que par la Touques.

Pour le bain, il faut aller chercher la mer très loin; les sables s'accumulent et ont changé la physionomie du pays; à certains endroits, ils s'élèvent à plus de deux mètres.

Villers-sur-Mer. — Ville de 1 000 habitants, à l'extrémité d'une large vallée que dominent de hautes falaises. La plage de sable est grande et vaste; le bord de la mer s'incurve en cet endroit et forme une sorte d'anse, où Villers est protégé des vents de l'ouest et même du nord-ouest, par les collines derrière lesquelles se trouve Beuzeval. A moins d'orage, les vents sont donc peu violents; la lame ne vient pas déferler avec trop de force sur la plage, ce que l'on doit peut-être attribuer aux rochers du Calvados qui brisent la lame et dont les premiers se montrent à fleur d'eau à Luc et à Lion-sur-Mer.

On trouve dans la mer des courants d'eau chaude qui viennent manifestement de l'océan et qui ont environ de cinq à six mètres de largeur; ce sont de véritables courants, contre la force d'entraînement desquels tout nageur prudent devra se tenir en garde.

La température moyenne de l'eau est, dans les trois mois de bains (juillet, août, septembre), de + 20 à + 22°.

Bien que les éléments de la médication marine soient plus atténués qu'à Trouville même, les résultats du bain, de l'inhalation de l'air marin, sont cependant une excitation franche, moins forte, moins prolongée, moins fébrile qu'à d'autres stations, bien qu'elle soit très réelle.

BEUZEVAL. HOULGATE. — Plages de sable fin. Établissement hydrothérapique.

CABOURG-DIVES. — Belle plage de sable fin, bel établissement.

LION-SUR-MER. — Une des belles plages de la côte. A quelque distance de la côte, chaîne de roches plates formant le commencement des rochers du Calvados qui adoucissent le choc des lames; sable fin.

LUC-SUR-MER. — Plage couverte de pierres et de varechs.

LANGRUNE. — Petite plage sablée.

Sur ces trois plages la mer se retire très loin.

SAINT-AUBIN-SUR-MER. — Plage de sable très étendue. La lame y est assez forte, peu de galets; à marée basse on ne trouve plus que du sable; grands vents, soirées fraîches; dès que le soleil est couché, il faut avoir des vêtements chauds pour éviter le froid humide qui est pénétrant.

BERNIÈRES. — Plage sablée; recherchée par les familles modestes.

Courseuilles. — Plage de sable; peu fréquentée.

Asnelles. — Touche Arromanches où l'on peut se rendre à marée basse. Plage de sable superbe où l'on ne peut se baigner qu'à marée basse.

Arromanches. — Petit village du Calvados situé au haut d'une falaise. Belle et grande plage de sable fin presque toujours humide. On y prend beaucoup de bains de sable; on ne parvient sur la plage que par des escaliers; la mer pleine venant battre la digue, on ne peut prendre de bain à marée montante ou lorsque la mer bat son plein; il faut attendre la marée basse. Le flot, amorti dans sa course, vient doucement mouiller le rivage. Souvent le sable se couvre de varechs.

Grandcamp. — Belle plage très fréquentée; est bordée d'une grande étendue de rochers découverts à marée basse. Établissement de bains de mer.

Les bains, pris aux stations de cette première partie des côtes de la Normandie, présentent ce caractère général qu'ils sont excitants comme les bains pris aux stations du Nord, plus ou moins, suivant que domine tel ou tel élément de la médication marine; ils le sont, cependant, moins que dans la région du Nord.

Sur certaines plages, le flot arrive sans violence et recouvre le baigneur sans choc, comme à Saint-Aubin ou à Grandcamp; mais à Saint-Aubin l'atmosphère est froide.

Sur d'autres, les vents du nord et de l'ouest se font sentir; mais la lame est dure et vient aider à la réaction par ses chocs répétés, comme à Trouville, par exemple. Sur d'autres plages, plus abritées, l'eau de la mer est plus chaude, les vents moins violents, l'atmosphère ambiante moins froide, comme à Villers.

C'est au médecin à connaître ces nuances pour pouvoir répondre aux indications fournies par les affections et les tempéraments de ses malades.

Cherbourg. — Ville de 38 000 habitants, est plutôt un port de guerre qu'une station marine. On y va pour son port, sa flotte, sa digue, pour toute autre chose enfin que pour ses bains de mer. Il y a cependant un bel établissement, loin de la ville. La plage de graviers est fréquentée par les habitants de la ville et des environs. Le climat est humide et froid, les vents sont violents.

Montmartin-sur-mer. — 1 100 habitants. Plage magnifique très fréquentée.

Coutanville. — Belle plage très fréquentée; les cabanes des baigneurs sont en chaume.

Granville. — 17 000 habitants. On pénètre sur la plage de sable fin, uni, sans galets, par la *tranchée aux Anglais*. Établissement de bains.

Paramé. — 3 600 habitants. Belle plage de deux kilomètres, sable fin.

Saint-Malo. — Ville de 12 000 habitants. Belle plage de sable fin et doré. A Saint-Malo, l'on sent franchement l'influence du Gulf-Stream; la flore de ce pays en est une preuve palpable. Le climat y est mou, comme dans toute la Bretagne, plus clément, plus doux, moins froid que dans les stations que nous venons d'étudier. Il est souvent humide, pluvieux et si, sur certaines plages, la lame est rude, sur d'autres, elle vient mourir sur de grandes et belles grèves de sable.

Saint-Servan. — Sable fin. Deux établissements.

Dinard. — Petit port à l'embouchure de la Rance; a deux plages, l'une en face de Saint-Servan où la mer est moins forte et moins salée; l'autre, dite de l'Écluse, au nord-ouest, sur la pleine mer. Plages superbes entre deux rochers de granit; sable d'or. La mer et l'air sont sensiblement attiédis par le Gulf-Stream.

Près de Dinard, se trouvent Saint-Enogat, Saint-Lunaire, Saint-Briac, dont les belles grèves attirent chaque année de nombreux baigneurs.

A toutes ces stations, on pourra diriger les convalescents, les débilités, les malades qui ont besoin d'être entourés d'une atmosphère tiède, sans être chaude; chez lesquels, la réaction étant difficile, une impression trop vive de froid serait dangereuse.

Paimpol. — Ville de 2200 habitants, au fond d'une baie; plages sur lesquelles on ne peut se baigner qu'à la haute mer. A un kilomètre de la ville, se trouve une source sulfatée ferrugineuse, froide, faible. Elle est très employée en boisson par les habitants du pays et les baigneurs.

Roscoff. — Bains de mer très fréquentés par les habitants du pays, climat de la plus grande douceur; tout le monde sait que les primeurs y sont cultivées presque tout l'hiver, ce qui tient à ce qu'il ne gèle jamais ou presque jamais sur ces côtes.

Le Conquet (Finistère). — Station marine peu fréquentée; la plage est belle, la vie y est facile. On s'y embarque pour l'île d'Ouessant; à 22 kilomètres de Brest.

Brest. — Ville de 80 000 habitants. Comme Cherbourg, Brest n'est pas une station de bains de mer. On peut aller en prendre au petit village de Sainte-Anne, à une lieue de Brest. L'établissement est des plus primitifs et la plage est parsemée de gros galets.

Douarnenez. — 5 500 habitants. Située au fond d'une magnifique baie de 54 kilomètres de circuit. Bains de mer.

Audierne. — 1 800 habitants. Station marine. Plage de galets. Lames dures et fortes, vents violents.

Ainsi que nous l'avons déjà dit, nous rencontrons, dans cette région de transition, des stations qui présentent tous les caractères des stations du Nord, mais atténués; et d'autres, surtout en Bretagne, qui, tout en gardant une partie des caractères de la médication marine du Nord, présentent déjà quelques-uns de ceux qui sont propres aux stations du Centre et du Midi. Cette diversité dans les éléments qui composent cette médication permet de choisir et de trouver, pour des cas particuliers, les plages réunissant toutes les conditions désirables.

RÉGION DU CENTRE

Toutes les stations de cette région ont un caractère commun : la force de la lame, qui donne une succession de douches générales; mais si la lame est forte, elle n'est pas violente; de plus, les plages de sable permettent de recevoir des chocs sans crainte d'être renversé. Une seule station semble faire exception, les Sables d'Olonne; mais nous verrons à l'article relatif à cette plage qu'on y trouve facilement des lames fortes. Du reste, cette force n'est que relative et est moins grande que celle des lames des stations de la région Nord et même de certaines stations de Bretagne. Le climat y est doux et tempéré, l'atmosphère tiède, les vents, pendant les mois des bains, juin, juillet, août et septembre, ne soufflent pas d'ordinaire avec violence.

Le Croisic. — 2 500 habitants (Loire-Inférieure). Station marine très fréquentée. Bel établissement d'hydrothérapie marine.

La petite ville du Croisic, à l'extrémité d'une langue de terre, a une température élevée de un degré, au-dessus de celle de l'intérieur des terres, et même au dessus de celle de Paris. Les soirées sont fraîches; la plage est de sable fin, peu inclinée; pas de galets.

L'établissement hydrothérapique est au bord de la mer, et au moment de la haute mer, il suffit de lever les écluses pour que les piscines se remplissent; à marée basse, on les met à sec aussi complètement que possible.

L'établissement reçoit les eaux mères des marais salants de Guérande, etc., qui peuvent être mêlées à l'eau des bains; douches avec l'eau salée froide ou réchauffée.

On emploie beaucoup l'eau mère des salines localement; on en imbibe des compresses que l'on applique sur les engorgements ganglionnaires, sur les articulations avec empâtement des tissus, etc.

La scrofule, le lymphatisme et leurs manifestations, les engorgements ganglionnaires, les métrites chroniques (surtout les lymphango-métrites) sans trace d'inflammation, y sont combattus avec succès. La chloroanémie même profonde, à forme torpide, sera profondément modifiée par ce traitement reconstituant et tonique.

A cette station si importante du Croisic, nous devons joindre le Poulinguen, très belle plage, marais salants; Pornichet, sable fin, dont les bains ont les mêmes effets que ceux du Croisic.

Préfailles. — A neuf kilomètres de Pornic, à l'entrée de la baie de Bourgneuf, village très fréquenté par les baigneurs modestes. La plage est petite, semée de cailloux, la mer y est souvent agitée; les vents du sud-ouest y sont les plus fréquents ; l'air y est pur et vif.

A un kilomètre au sud de Préfailles, au hameau de Kirouard, canton de la Plaine, se trouve une source ferrugineuse qui contient du carbonate de protoxyde de fer et des traces d'arsenic : cette source débite 300 litres par heure; elle est froide (+ 14 à + 15°). Conservée dans un verre, elle laisse dégager des bulles de gaz acide carbonique, et, comme l'eau de la source Cardinale, à Forges-les-Eaux, elle se recouvre d'une pellicule irisée, qui adhère au verre et le graisse.

Établissement de bains chauds.

Pornic. — 1600 habitants, une des stations les plus

fréquentées de l'Ouest. La mer se retire beaucoup, et, à marée basse, il faut aller la chercher très loin. La plage est sablonneuse, on y prend beaucoup de bains de sable. Il y a plusieurs plages à Pornic : l'Anse-aux Dames, belle grève en pente douce ; établissement de bains chauds ; la grande plage ou plage de Noé-Vuillard, une des plus sûres et des plus commodes.

A la pointe de Gourmalon, se trouve une grotte où vient sourdre une source ferrugineuse froide carbonatée, qui jouit dans tout le pays d'une grande réputation ; elle guérit, dit-on, les affections de l'estomac.

A Pornic, l'atmosphère est souvent lourde ; on y respire un air moins vif qu'à Préfailles ou à La Bernerie.

La Bernerie — A six kilomètres sud-est de Pornic ; 350 habitants. Belle plage de deux kilomètres environ ; une partie est de sable, mais l'autre est couverte de rochers ; la mer se retire très loin. On y trouve, comme à Préfailles et à Pornic, une source carbo-ferrugineuse froide.

Les Sables d'Olonne. — Ville de 7 300 habitants. Une des plus belles plages de France, sable fin et doux ; son inclinaison est à peine sensible ; la surveillance des baigneurs est facile et on peut laisser les enfants jouer sur le sable sans danger. Il faut s'avancer très loin pour perdre pied. Bien ouverte au sud, elle est protégée au nord par la ville ; à l'est, la plage est terminée par les dunes de la pointe de l'Aiguille ; et, à quelque distance, par les rochers ; à l'ouest, par la jetée du chenal. Avant d'arriver à cette jetée, on trouve le nouveau casino.

Autrefois, les bains se prenaient à cette extrémité ouest où le flot, venant se heurter contre la jetée, retombait avec violence sur la partie de la plage la plus voisine. Maintenant, là, comme autrefois, on peut retrouver le bain à lame pleine.

Aujourd'hui, le bain se prend au milieu de la plage ;

le flot, qui a parcouru en la remontant une grande étendue de sable, vient y mourir en se divisant en petites lames.

Aux Sables d'Olonne, l'atmosphère est douce et tempérée, les jours pluvieux sont rares. Pendant la saison des bains, les vents sont peu violents. Les Sables sont environnés de marais salants.

La Rochelle (Charente-Inférieure), 18 700 habitants. — La Rochelle n'est pas une station marine. On y prend cependant des bains de mer à l'établissement du Mail et aux bains Richelieu situés un peu plus loin, en face la digue. Les bains Richelieu se composent de deux petits bassins, fermés par des écluses, qui retiennent l'eau à marée basse. Ce système permet de se baigner à toute heure, et peut être utile aux faibles et aux débilités qui craignent le choc de la lame; mais il y a peu ou point de colonie étrangère.

Fourras. — Petite plage de sable; très fréquentée par les habitants de Rochefort. La lame y est forte.

La Tremblade. — A l'embouchure de la Seuldre. Grande plage unie de sable. Bien abritée, température très douce. Convient surtout aux enfants.

Royan. — Station très fréquentée. 4200 habitants, à l'embouchure de la Gironde. L'eau de mer y est adoucie par l'eau du fleuve qui vient s'y jeter. Les plages de Royan appelées *conches* dans le pays, sont au nombre de quatre. La conche de Royan ou grande conche qui appartient à tous les baigneurs et surtout à ceux qui ne peuvent marcher ou qui désirent un bain tempéré ; la lame vient s'éteindre doucement sur une belle plage de sable, l'air est tiède; la salure de l'eau est moindre que dans les stations déjà décrites.

La conche de Faucillon, en demi-lune, est très abritée des vents. Elle est réservée aux dames.

La conche du Chai est commune aux deux sexes.

La conche de Pontaillac, de sable comme les précédentes voit déferler la lame avec une très grande force. On peut donc à Royan prendre des bains dont les effets seront différents les uns des autres suivant la plage choisie.

Ils ont pour caractères communs la douceur du climat, la tiédeur de l'eau échauffée par le sable qui, à marée basse, a absorbé les rayons du soleil.

Comme caractères différentiels, ils ont la force plus ou moins grande de la lame et la densité plus ou moins grande de l'eau de mer.

Les bains commencent à Royan plus tôt qu'aux autres stations. Les chaleurs sont fortes en juillet et août, mais ne sont jamais excessives, tempérées qu'elles sont par l'agitation de l'air, causée par le voisinage de l'océan et de la Gironde.

Dans les stations du Centre, nous trouvons la médication marine présentant une atténuation sensible de presque tous ses éléments. La lame est forte dans presque toutes ces stations, mais elle présente moins de violence que dans les stations du Nord; l'air est attiédi, l'atmosphère ambiante est plus tempérée, les vents moins violents, les plages sont toutes de sable, l'eau est plus chaude.

Les plages du Centre conviendront donc :

1° Aux déprimés à réaction lente et difficile qui craignent le froid;

2° Aux excités qui redoutent la trop grande chaleur des stations du Midi ;

3° Aux malades présentant un état de faiblesse qui nécessite une médication modérée et écarte l'emploi des moyens énergiques ;

4° Aux lymphatiques, aux scrofuleux, aux rachitiques, aux chloro-anémiques.

RÉGION DU MIDI

Cette région comprend les stations marines situées entre la rive sud de la Gironde et la Bidassoa.

Les éléments constituant la médication marine ne sont plus ici, comme dans les stations des régions transitoires et du Centre, atténués par rapport à ce qu'ils sont dans les stations du Nord ; ils présentent les caractères opposés. L'atmosphère ambiante est chaude, souvent très chaude, l'air est cependant vif et léger, ce qui permet, la plupart du temps, de supporter cette chaleur; la lame est douce, l'eau est plus chaude, les vents sont moins violents ou affaiblis par leur passage au-dessus de l'Océan. Certaines stations ont deux plages où les lames diffèrent absolument de force.

Les caractères bien francs et bien nets de la médication marine dans ces stations, permettront de remplir des indications précises et de l'appliquer à des affections bien définies.

Arcachon (Gironde). — A 60 kilomètres de Bordeaux, 750 habitants; comprend une station hivernale et une station marine; la baie communique avec la haute mer par une passe étroite; la plage est de sable très fin et très doux; derrière la plage, se trouvent des dunes plantées de pins et de chênes. Les vents arrivent à Arcachon ayant perdu de leur violence ; ils se chargent d'humidité en passant sur le bassin; ils sont donc moins chauds que sur le littoral en été, et moins glacés en hiver.

L'eau, enfermée dans ce bassin, est plus salée et plus chaude que celle de l'océan, la lame n'a pas de force; aussi les bains qu'on y prend sont-ils des bains calmants et certains médecins ont-ils cru pouvoir y autoriser, dans quelques cas exceptionnels, des bains de deux heures de durée. Ils n'ont plus le caractère excitant des bains du Nord, et doivent être prescrits aux névropathes, aux excités, qui ont besoin d'une médication sédative. La température, moins élevée sur la plage que dans la forêt, indique que c'est là que doivent venir respirer ceux qui ont besoin d'un air tonique; les lymphatiques, les scrofuleux, auront tout avantage à passer leur journée sur cette plage, qui n'est plus humide à marée basse, et dont le sable a absorbé les rayons d'un soleil ardent. On peut y laisser jouer les enfants en toute sécurité. Les malades qui ont besoin de l'action mécanique produite par les fortes lames, ne trouveront aucune amélioration dans leur état pendant leur séjour à Arcachon.

Ceux, au contraire, dont la poitrine est délicate, qui craignent les refroidissements, devront rechercher les bains de mer sur cette plage.

Les bains peuvent être plus prolongés que ceux que l'on prend dans la région du Centre où ils ne peuvent durer plus d'une demi-heure; mais même à Arcachon, ils ne devront jamais dépasser une heure.

Si le malade a besoin d'une eau un peu fraîche, on devra prendre les bains dans la première quinzaine de mai, car en juin, juillet, août et septembre, l'eau est chaude, l'atmosphère ambiante également : on prend alors de vrais bains de baignoires. On peut se baigner à Arcachon, jusqu'à la fin d'octobre.

Les vents dominants sont ceux du nord-ouest, de l'ouest, et du sud-ouest. Ils perdent de leur violence en traversant le bassin et rafraîchissent l'atmosphère.

Lorsque le vent souffle, le thermomètre dans la forêt monte de 2 à 3° centigrades; la colonne mercurielle s'élève, au contraire, de 2 ou 3° sur la plage, lorsque le temps est parfaitement calme, la température de l'eau du bassin étant plus élevée que celle de l'air ambiant.

Au traitement marin, peut s'ajouter le traitement par l'eau de sève de pin. Nous y reviendrons au chapitre d'Arcachon considéré comme station hivernale.

Les bains de mer et l'inhalation de l'air marin à cette station, conviendront aux lymphatiques, aux scrofuleux, aux rachitiques, aux anémiés, aux chloro-anémiques, aux femmes malades atteintes d'affections utérines, pourvu que ces malades soient des excités, des excitables, ne redoutant pas la grande chaleur.

CAP-BRETON (département des Landes). — Plage d'une grande étendue de sable très fin, très uni. Pas de galets. Les bains ont le même caractère qu'à Arcachon, à Biarritz, etc.

BIARRITZ. — Ville de 3600 habitants, altitude 40 mètres ; sur le bord de la mer : trois plages. La première est à la côte des Fous ; elle est de sable très fin, complètement découverte, très étendue, sans inclinaison bien sensible, la lame y est de force modérée; cette plage convient aux constitutions de force moyenne.

La deuxième plage est au Port-Vieux ; c'est une anse protégée par les massifs de rochers qui la terminent à droite et à gauche du côté de la mer. La plage est doucement inclinée, sablonneuse, quelques galets. La mer, brisée par le rocher de l'Atalaye au nord et par les rochers à pic de la pointe sud, vient s'éteindre sur le rivage : c'est la plage réservée aux enfants lorsque la mer est un peu forte, et que l'on pourrait craindre que le bain fût trop excitant ou la lame trop dure sur la côte des Fous.

A la côte des Basques, se trouve la troisième plage de sable uni, doux et très fin ; d'une très grande étendue et bornée au nord par la pointe du Port-Vieux, elle se prolonge jusqu'à Saint-Jean-de-Luz. Rien n'y amortit les puissantes lames du large, et lorsque la mer est houleuse, cette plage peut offrir quelques dangers.

Nous trouvons donc dans cette station trois bains absolument différents. A la côte des Basques, le bain présente tous les caractères d'une hydrothérapie à forte pression. La percussion exercée par la lame est énergique, et sur cette plage découverte, on n'est pas à l'abri des vents qui viennent du large. Le malade devra être de réaction facile, et présenter une certaine résistance.

A la côte des Fous, les lames ont une force moins grande et les vents soufflent avec moins de violence.

Au Port-Vieux, bien abrité des vents et des rayons directs du soleil, où la lame est brisée, où la plage est légèrement inclinée, le bain est plus calmant et convient aux débilités, aux organismes fatigués et chez lesquels la réaction peut avoir quelque difficulté à se faire.

Dans la journée, on y trouve de l'ombre et un peu de fraîcheur, ce que, dans les mois de juillet et d'août, on chercherait vainement à la côte des Fous ou à celle des Basques.

On se baigne à Biarritz de mai à novembre. La température de l'eau s'élève en juillet et en août à + 21°, en mai et en octobre, la moyenne est de + 16°.

Etablissements hydrothérapiques insuffisants.

Sur la pente qui mène de la route des Courses à la plage, au pied du bâtiment que l'on nommait la Maison-Rouge et qui fait actuellement partie du Grand-Hôtel, au milieu d'un massif de tamaris, entre deux rochers, on voit couler une petite source carbo-ferrugineuse.

Saint-Jean-de-Luz. — 2 800 habitants, à l'embouchure de la Nivelle. Deux plages, l'une à droite du port, de sable fin, formant une sorte de baie entourée de sables refoulés par la mer : la lame y est un peu forte, l'atmosphère ambiante est chaude. L'autre plage offre le bain à lame franche, car la mer y vient déferler avec force.

Dans les stations du Midi, le caractère du bain est d'être calmant, sédatif, mais aussi tonique et réparateur. Plusieurs de ces stations présentent deux ou trois plages : les unes ont tous les caractères des bains du Midi, les autres voient le type se modifier par la force et l'énergie de la lame.

RÉGION DE LA MÉDITERRANÉE

Les bains, dans cette région, offrent tous les caractères des bains du Midi, en les accentuant encore davantage ; l'atmosphère est encore plus chaude, souvent trop chaude ; la lame est faible et vient expirer en petites franges d'écume sur la plage peu ou point inclinée, de sable fin et chaud aux pieds.

Les effets consécutifs seront calmants, mais il faut éviter d'y envoyer les malades trop excités, qui redoutent la chaleur. Nous reviendrons sur ces stations, Hyères, Cannes, le Canet, Antibes, Nice, Monaco, Menton, Villefranche, etc., à propos des stations d'hiver.

Nous ne dirons qu'un mot de l'une d'elles, de Roucas-Blanc, aux portes de Marseille, sur la route de la Corniche, au pied du rocher d'où sort la source minérale de ce nom. A une certaine distance du rivage, une digue coupe les vagues ; de cette digue partent des murs qui forment de petits bassins dans lesquels on vient prendre son bain, sans avoir à craindre la moindre secousse, la moindre agitation causée par la lame.

Le bain pris dans ces conditions, s'il est insuffisant

pour les jeunes gens, les adultes sains qui ont besoin de la percussion de la lame, rendra les plus grands services aux enfants, aux jeunes gens, surtout aux jeunes filles, craintives, débilitées, profondément anémiées, et priucipalement aux excités et aux excitables.

RÉSUMÉ

La médication marine bien comprise rend chaque jour d'immenses services si elle est bien appliquée. Dans un grand nombre de stations, on trouve des établissements hydrothérapiques, qui permettent de joindre à cette médication l'hydrothérapie à l'eau salée ou à l'eau douce. Nous ne devons pas oublier, qu'à Boulogne, Préfailles, Pornic, La Bernerie, Biarritz, on trouve des sources ferrugineuses qui viennent ajouter à la cure marine, les puissants effets de la médication par les sels de fer.

STATIONS D'HIVER

GÉNÉRALITÉS

Les stations d'hiver sont des lieux de refuge pour les valétudinaires, qui craignent le froid, les tempêtes, les brusques variations de température, et qui non seulement recherchent, mais ont besoin de la chaleur du soleil, d'un climat tempéré, d'un air vif et pur.

Aux stations d'hiver, sauf à Amélie-les-Bains, Dax, Arcachon, on ne vient pas suivre de traitement à proprement parler; on demande un milieu favorable, où le ciel soit plus clément, et où l'on puisse éviter le froid, la glace, et les neiges. C'est à ce propos qu'il faut rappeler la grande division des malades en excités et en déprimés.

Si à Biarritz, à Arcachon, à Pau, le climat est calmant et tonique à la fois, on trouve dans chaque station de la Méditerranée, de Toulon à Villefranche, deux climats; celui du bord de la mer (zone maritime) et celui des hauteurs environnantes (zone des collines) ainsi que l'a démontré Pietra-Santa.

Dans la zone maritime, l'air est excitant, sec; les malades déprimés devront habiter cette région.

A la zone des collines, l'air est moins sec, plus humide, plus calmant, l'atmosphère plus tranquille, on y est plus abrité; ce séjour conviendra aux excités et aux excitables.

Ainsi que dans certaines stations marines, Royan, Biarritz, Saint Jean-de-Luz, il y a plusieurs plages où l'on trouve une médication différente, de même dans les stations d'hiver, on trouve des conditions climatériques tout opposées, et que l'on doit connaître pour pouvoir adresser avec certitude un malade, là où il doit trouver un soulagement, et non une aggravation à ses douleurs. On doit savoir que, dans la même rue, il est dangereux de passer brusquemment du côté du midi au côté de l'ombre à cause de la différence de température. De plus, les malades doivent être rentrés à l'heure où le soleil s'abaisse à l'horizon.

Arcachon. — La station d'hiver est dans la forêt qui domine Arcachon, et dont la température en hiver est toujours supérieure de deux degrés à celle de la plage. En été, cette différence est souvent de 6°; aussi les malades qui craignent la grande chaleur doivent-ils fuir les habitations de la forêt pendant l'été.

Le sol de sable doux, très fin, absorbe rapidement l'humidité. Après la pluie, les malades peuvent sortir presque de suite. Il est donc bien rare que, malgré les pluies, qui sont assez fréquentes, le malade soit contraint de garder la chambre toute la journée à cette station. On doit quitter cette résidence fin mars ou commencement d'avril. C'est en décembre, janvier, février que soufflent les vent du nord-ouest, de l'ouest, du sud et du sud est, mais les malades sont protégés par les arbres de la forêt ; aussi la température n'y est-elle pas soumise à des variations brusques, dans aucun moment de l'année, pas même pendant les mois froids. L'air est fortement ozonisé.

L'air sec, l'atmosphère tranquille et tempérée, les émanations résineuses des pins, la facilité de suivre un traitement interne en buvant de l'eau cohobée de sève de pin, le sol perméable, où il ne reste pas trace d'humidité, même après de fortes pluies, forment un ensemble de conditions les plus favorables au soulagement des malades atteints des affections que nous allons nommer. Aussi, sommes-nous de l'avis de Rotureau lorsqu'il dit (*Dict. encyclopédique des sciences médicales*) : « Les névrosiques à éréthisme marqué, et à tempérament assez riche pour ne pas craindre une dépression sensible, les asthmatiques, surtout ceux dont un spasme nerveux cause uniquement la suffocation, les malades atteints de bronchite catarrhale chronique, les phthisiques sanguins ou excitables, les malades atteints d'une affection chronique organique du cœur, dont la gêne de la circulation est augmentée par une vive impressionnabilité, sont les hôtes qui se trouvent le mieux de l'habitation dans les villas d'hiver. »

Nous ajouterons que, pour les arthritiques excités ou excitables, ce séjour sera égalemeut des plus favorables ; ils pourront se reposer à Arcachon d'une cure commencée à Dax.

Les contre-indications sont précises. Tout malade atteint d'affection à forme torpide, doit s'éloigner d'Arcachon.

Biarritz. — Devenu depuis plusieurs années une station très fréquentée par les étrangers du Nord, les Anglais. Dans les mois de janvier et de février, le thermomètre ne descend presque jamais audessoüs de + 4° à neuf heures du matin et oscille entre 6° et 7° à 3 heures du soir. L'air est tonique, relativement sec, le climat doux et assez uniforme.

Les convalescents, les débilités, les lymphatiques, les scrofuleux, pourront trouver à Biarritz un séjour où leur état se modifiera avantageusement.

Pau (Basses-Pyrénées). — 24 600 habitants. Altitude 190 mètres. C'est une de nos stations d'hiver les plus fréquentées. La température moyenne de l'hiver est de + 6°75; la moyenne de l'année est de + 16° 68. Le climat est calmant et sédatif; il conviendra à tous les excités, à tous les excitables, aux gens menacés de congestions, aux sanguins; il sera, au contraire, interdit à tous les malades atteints d'affection à forme torpide. Il offre, avec les stations d'hiver de la Méditerranée, ce caractère de présenter à la même heure un écart énorme entre la température des lieux sur lesquels donne le soleil et ceux qui sont à l'ombre. Les pluies sont abondantes, mais ne durent pas, et le sol se sèche très rapidement. Les vents réguliers sont rares à Pau : le vent d'ouest y souffle peu.

Pau sera contre-indiqué aux rhumatisants, à tous les malades atteints d'affection de poitrine à forme torpide.

Dax (Landes). — 9500 habitants, sur la rive gauche de l'Adoür. Dax est non seulement une station d'hiver, mais encore une station hydrothermale. Le climat est sec et très doux, sédatif du système nerveux. La moyenne de température de l'année est de + 16°; de l'hiver, + 8°

21 ; 2 degrés de plus qu'à Pau; du printemps, + 15° 30; de l'été, + 23°; de l'automne, + 17° 30.

Les variations brusques de température sont rares, et il n'y a qu'un écart très peu sensible entre la température de la journée et celle de la nuit. Le climat est égal et convient absolument aux sujets énervés et épuisés soit par un excès de travail intellectuel, soit par un abus des plaisirs, soit même par de longues et douloureuses maladies.

Le vent de mer y est vivifiant sans apreté, et les rayons du soleil qui percent les rares brouillards raniment les forces.

Il y a sept sources, dont les eaux doivent être rangées dans la classe des oligométalliques. En prenant les eaux de la Grande Fontaine, on trouve par litre 0gr, 475 de principes fixes : sulfates de chaux, 0. 170; de soude, 0. 151 ; chlorure de magnésium, 0. 095; chlorure de sodium, 0, 032; carbonate de magnésie 0. 027. Sa température est de + 59° 5; son goût est fade, sa réaction légèrement alcaline.

Les eaux contiennent des boues végéto-minérales largement utilisées, et qui rendent les plus grands services dans toutes les affections, où un excitant local est nécessaire.

L'établissement thermal de Dax est ouvert toute l'année et on y trouve toutes les ressources de l'hydrothérapie.

Les eaux se prennent en boisson, douches, bains; en douches et bains de vapeur. Elles produisent, à dose modérée, un effet sudorifique.

Elles sont utilisées contre les rhumatismes, les névralgies, les névralgo-rhumatismes chroniques; elles conviendront surtout aux sanguins, à tous les sujets qui peuvent craindre des congestions du cerveau, du poumon, etc., et qui doivent s'abstenir des eaux fortement minéralisées.

On joint souvent à l'emploi des eaux et des boues de Dax, l'usage en boisson des eaux sulfurées-iodurées de Gamarde, ou les chlorurées sodiques, fortes, bromo-iodurées de Pouillon (Rotureau).

Ce traitement a un effet promptement efficace dans les tuméfactions articulaires, les engorgements péri-articulaires anciens.

Dax sera conseillé encore aux malades atteints de rhumatismes, dont le siège est fixé dans les organes parenchymateux; dans la paralysie d'origine rhumatismale; dans la sciatique rhumatique, la chorée; les céphalées chroniques de forme rhumatismale. Dax conviendra également dans l'hypochondrie, l'hystérie simple, ou accompagnée de troubles de la sensibilité ou de la motilité.

En hiver, les tuberculeux, les malades atteints de bronchite catarrhale, même consécutive à une affection chronique organique du cœur, trouveront dans le climat doux et calmant de Dax un soulagement réel.

Amélie-les-Bains (Pyrénées Orientales). 1. 400 habitants; réunit les avantages d'une station hivernale aux ressources d'une station hydrothermale (eaux sulfurées sodiques).

Le climat est assez doux, la moyenne de température de décembre, janvier et février est de + 10° 33 pour le premier; de 11° 44 pour le deuxième, et 11° 27 pour le troisième mois. Il y a un écart très sensible entre la température du jour et celle de la nuit.

Le sol se sèche assez rapidement après les pluies.

L'eau, hyperthermale, a été utilisée pour chauffer d'une manière constante et uniforme, les pièces où se tiennent les malades, qui n'ont pas ainsi à redouter le passage brusque du chaud au froid.

Très bel établissement hospitalier militaire.

Dix sources suffisent aux besoins des établissements

militaires ; les plus chaudes, Grand et Petit Escaldadou ont une température de + 64°, 2.

Les eaux de la source Pectorale ont une température de + 31°,1.

Ces eaux sont excitantes. Les malades que l'on y adressera, ne devront pas présenter de symptômes d'excitation. Les affections chroniques des membranes muqueuses, digestive, respiratoire, génito-urinaire, surtout les affections catarrhales, la syphilis larvée, le rhumatisme chronique et ses conséquences (atrophie musculaire, paralysie, névralgies), seront promptement améliorés, sinon guéris, par l'usage de ces eaux.

Certaines dermatoses y seront heureusement modifiées par leur administration, qui devra être surveillée avec une grande attention.

Les tuberculeux se trouveront très bien d'une saison d'hiver passée à Amélie, et des eaux qu'ils y prendront, pourvu que leur phthisie affecte la forme torpide.

Draguignan (Var). — Entre Toulon et Nice. Construite sur le versant méridional d'une chaîne de collines se dirigeant du nord-ouest au sud-est, qui la protègent des vents violents. Altitude 200 mètres.

Ciel pur, atmosphère calme, lumière abondante, peu ou point d'humidité ; la pluie est rare. Le climat est sédatif.

Le séjour à Draguignan conviendra, en hiver, aux malades qui craignent l'air excitant du littoral, le voisinage de la mer, et la trop grande variation de température que l'on remarque dans les stations de la Méditerranée. Les pléthoriques, les congestionnés ou ceux qui ont des tendances à le devenir, les rhumatisants, les sujets atteints d'affection chronique organique du cœur, les asthmatiques et les catarrheux, les fébricitants, trouveront à Draguignan un séjour possible, où leur état ne pourra s'aggraver par suite des variations brusques et fréquentes de la température.

Il nous reste à décrire les stations situées sur la Méditerranée, de Toulon à la frontière italienne, où accourt la foule des valétudinaires, des débilités, des oisifs riches, qui fuient les rigueurs de l'hiver, et viennent chercher un air plus pur et se réchauffer aux rayons du soleil.

Nous ne dirons que le strict nécessaire sur cette zone des pays chauds, que, dans ces dernières années, les travaux des climatologistes ont bien fait connaître.

Toutes ces stations présentent comme caractère commun, d'avoir une température élevée relativement aux autres contrées de la France. Leur température moyenne de toute l'année est de + 16°; la moyenne estivale est de 23°,8; l'hivernale de + 13°,1; la pression barométrique oscille entre 743 et 772; les jours pluvieux entre 56 (Cannes) et 78 (Menton).

Cette partie de notre littoral est largement ouverte aux brises de la Méditerranée; elle est protégée des vents du nord par les Alpes, et des vents de l'est par les Apennins. Le mistral seul est à craindre; encore se fait-il moins sentir que dans la vallée du Rhône et sur le reste du littoral (Rochard, *Nouveau dictionnaire de médecine et de chirurgie*).

Le mistral souffle assez souvent à Hyères, car il pénètre par la large brèche que présentent les collines auxquelles la ville est adossée; il ne souffle à Cannes que lorsqu'il se déchaîne à l'état de tempête dans la vallée du Rhône; beaucoup plus rare à Nice, il ne dure pas plus de vingt-quatre heures; à Menton et à Villefranche, il est à peu près inconnu (Rochard).

La température est très variable à Nice; il y a des variations brusques qui n'existent ni à Cannes, ni à

Menton, ni à Villefranche, dont le climat est d'une égalité et d'une douceur remarquables.

La quantité d'eau qui tombe chaque année varie de 0m677 (Cannes) à 1m380 (Nice).

L'atmosphère est calme, pure, à Menton, Cannes et Villefranche, et si les brouillards se montrent sur cette côte, c'est surtout à Hyères et à Nice. Du reste, il ne faut pas oublier que, dans la même ville, les conditions climatériques ne sont plus les mêmes, suivant l'orientation, et l'élévation au-dessus de la mer du quartier étudié.

Presque toutes les stations de cette région présentent deux zones; la zone du littoral où l'air est vif et sec, excitant et tonique, qui conviendra à tous les déprimés, les débilités; et la zone des collines où l'air est plus tempéré, plus humide, calmant, sédatif, qui conviendra à tous les excités, excitables, aux malades ayant une tendance à l'hémorrhagie.

Le Dr Piétra-Santa (Climats du midi de la France) soutient l'opinion que nous venons d'émettre et en donne de nombreux exemples.

« Qu'une personne bien portante, dit-il, en quittant Paris s'établisse sur le rivage de Nice, de Cannes ou de Menton, elle éprouvera au bout de quelques jours les phénomènes de surexcitation dus à l'inhalation de l'air marin; qu'elle s'interne plus avant, à trois kilomètres du rivage, et, dans les vingt-quatre heures, l'agitation et l'insomnie disparaîtront. »

Combien de fois ne nous est-il pas arrivé de conseiller à des malades partis pour Nice ou pour Cannes sans consulter personne, et qui, logés au bord de la mer, se plaignaient de surexcitation et d'aggravation de leurs souffrances, de changer de logement et d'aller habiter au Cannet et à Carabacel. Chaque fois ce conseil a eu de bons résultats.

A la zone du littoral, appartiennent Hyères (Costebelle)

Cannes, Nice (les Ponchettes, la Promenade des Anglais), Menton, Antibes.

A la zone des collines : Hyères, le Cannet, Nice (Cimiez, Carabacel), au Ray, Saint-Barthélemy, Saint-Laurent, Monte Carlo.

MENTON est protégé par un cercle de montagnes des vents d'ouest et de nord-est, au fond d'une petite baie. — Les vents chauds du sud-ouest et de l'est y accèdent librement. Le climat est tiède et l'air de la mer excitant. Il conviendra aux malades présentant des affections à forme torpide. Il est contre-indiqué chez les éréthiques et les congestionnés.

La moyenne de la température hivernale est de + 15°,3. Le ciel est presque constamment pur et sans nuage; l'atmosphère n'est pas agitée par les vents.

VILLEFRANCHE. — Très bonne station hivernale. On n'y sent jamais le mistral; le climat est excitant.

NICE. — Station la plus fréquentée de toute la côte; Français et étrangers y affluent. Le climat de Nice aux Ponchettes, à la promenade des Anglais, sur le bord de la mer, est excitant. Il y a de brusques variations de température : la moyenne de l'hiver est de + 9°, 3, la température minima habituelle est de + 3°. Cependant on doit noter que chaque hiver le mercure descend deux ou trois fois à 0°. Ainsi qu'à Menton, la neige est très rare et ne dure pas. Les vents sont violents et arrivent à Nice par le lit du Paillon, ce qui donne lieu à des courants d'airs froids et dangereux. La plage fortement inclinée est de galets.

Les malades facilement excitables ne viendront pas à Nice.

A Cimiez, à Carabacel, l'air est moins sec, plus humide, et les vents se font sentir avec moins de violence.

CANNES. — Belle mer. Ville bien abritée par des collines en amphithéâtre et par le massif de l'Estérel, s'ouvrant largement au midi. La ville n'est pas traversée, comme Nice, par un torrent qui donne passage aux vents du nord, au mistral. La température moyenne de l'hiver est de + 9°,6; le thermomètre descend rarement à zéro. On compte pour les six mois d'hiver, de novembre à avril, soixante-dix jours de pluie.

Les nerveux, les excitables, les irrités ne devront pas séjourner à Cannes dont le climat, moins excitant cependant que celui de Nice, l'est encore assez pour que leurs souffrances s'y aggravent.

LE CANNET. — Dont l'air est plus mou, plus humide, conviendra aux malades chez lesquels l'excitation est peu marquée, et dont la poitrine délicate supporterait mal l'air sec et vif des bords de la mer.

HYÈRES. — Est éloigné de la mer de cinq kilomètres. L'air y est sec, bien moins excitant qu'à Cannes, Nice ou Menton; l'atmosphère est chaude. Quoique la ville soit abritée des vents du nord, du nord-est et du sud-ouest, le mistral y pénètre et souffle pendant dix ou quinze jours par an.

Les malades excités ou excitables, les congestionnés, ceux qui ont une tendance aux hémorrhagies, devront se rendre à Hyères.

AJACCIO (Corse). — Ville très bien située au fond d'une baie que l'on a appelée « un golfe de Naples en miniature ». La température est plus élevée qu'à Pau, à Menton et à Nice : les observations thermométriques faites pendant cinq années consécutives, donnent pour moyenne annuelle + 17°,55′ en été et + 14°,13′ en hiver.

En général, le climat d'Ajaccio est tonique, frais et excitant, surtout dans le quartier des Sanguinaires, qui avoisine la mer. Sur le cours Granval, bien abrité, excepté au sud, l'atmosphère est plus chaude, et l'influence de l'air marin s'y fait moins sentir; la partie orientale de la ville qui regarde les montagnes, également soustraite à l'air de la mer, est à l'abri du vent et le thermomètre s'y trouve plus bas de quelques dixièmes de degré que sur le cours Granval (Dr Le Pileur, bains d'Europe).

Dans le quartier des Sanguinaires, où l'air marin est vif et trèse xcitant, logeront les lymphatiques, les scrofuleux, les phthisiques présentant la forme torpide de ces affections, ainsi que les anémiés, les malades atteints de bronchite chronique, pourvu qu'ils soient peu excitables.

Au cours Granval et dans la partie est de la ville, logeront les malades atteints d'affections à tendance inflammatoire ou congestive du cerveau ou du poumon ; les asthmatiques, et, en général, tous les excités.

Alger. — Si le climat d'Alger a d'ardents défenseurs, il a eu aussi de puissants détracteurs, et la question n'est pas encore tranchée. Cependant, si certaines formes de la phthisie, de la bronchite chronique seront aggravées par ce climat, il faut reconnaître que de nombreuses observations viennent prouver d'une manière incontestable, son influence heureuse sur d'autres formes de ces maladies.

C'est au médecin à bien examiner son sujet, et à se rendre un compte exact de son état, avant de lui prescrire le séjour en Algérie.

Ce séjour d'hiver sera interdit aux excités, à tous les sujets disposés aux congestions, aux hémorrhagies. Le médecin devra se rappeler que la phthisie hémoptoïque ne se montre pas toujours chez les excités et que la forme torpide n'exclut nullement l'hémorrhagie.

Le climat d'Alger convient surtout aux déprimés, aux dépressibles, aux natures molles, aux phthisiques, dont la maladie affecte la forme torpide, et ne présente aucun signe qui fasse craindre l'hémorrhagie.

Le climat d'Alger est un climat intermédiaire entre le

climat sec, excitant, et le climat humide : en un mot, il n'est ni trop sec, ni trop humide et sa valeur consiste dans la pureté de l'atmosphère, l'intensité de la lumière, la permanence des belles journées, qui permettent la vie en plein air. Il conviendra donc aux sujets venant du Nord.

La ville est étagée sur le flanc d'une colline, en face de la mer; elle est protégée du côté de la terre par les premiers contreforts du Tell. La plus belle situation topographique et hygiénique d'Alger, ou de sa banlieue, est, incontestablement, Mustapha Supérieur, bien abritée des vents du nord et du nord-ouest, assez élevée au-dessus du niveau de la mer, et qui est devenue le séjour favori de la colonie étrangère.

Le malade doit éviter, à Alger, les petites rues étroites où les maisons, qui se rapprochent par les moucharabiehs des étages supérieurs, empêchent le soleil de pénétrer. Les maisons mauresques, bâties spécialement en vue des chaleurs de l'été, et où il règne constamment une fraîcheur humide, ne devront pas être choisies comme habitation par l'Européen.

Le thermomètre donne une moyenne de + 16°,6. Sur les sept mois d'hiver, en 1879, il y a eu 183 belles journées que les malades ont pu passer tout entières à l'air libre; sur les 29 journées mauvaises, une seule a été entièrement perdue, 8 journées ont permis de sortir deux heures, en profitant des éclaircies, et pendant les 20 autres jours, ils bénéficièrent pendant quatre et même six heures, de l'air libre et du soleil.

Il ne nous reste plus maintenant qu'à faire aux maladies chroniques l'application des eaux minérales et de la médication marine, d'après les principes que nous venons de poser.

CINQUIÈME PARTIE

APPLICATIONS THÉRAPEUTIQUES DES EAUX

Nous adoptons dans ce chapitre l'ordre alphabétique comme étant le plus pratique et se prêtant le mieux aux recherches.

Abcès froids. — Voyez *Scrofule*.

Acné. — L'acné apparaît à la fin de l'adolescence et à l'âge adulte; elle a son siège sur le cuir chevelu, à la face, sur la poitrine, les épaules, le dos, aux parties génitales; une variété de l'acné (couperose, acné rosacea), siège surtout à la face, mais s'observe aussi sur d'autres parties du corps, n'occupant d'abord que quelques points sous la forme de petites saillies traversées par des poils dans les régions pileuses; ces élevures sont rosées ou de la couleur de la peau, coniques ; elles s'accroissent et se multiplient, puis au sommet du tubercule se forme un point blanc ou jaunâtre. La suppuration établie, le tubercule se rompt, et il se forme une croûte jaunâtre, grise ou noirâtre. Cette croûte, à sa chute, laisse une cicatrice rouge livide, qui avec le temps devient blanche.

Dans le traitement externe, les eaux sulfurées calcaires d'Enghien, en pulvérisation, ont été préconisées par le Dr de Puysaye. Les douches de vapeur sulfureuse à Luchon et à Louesche, surtout dans l'acné chez les scrofuleux. Les eaux de Vichy et de Vals ont donné quelques succès en bains à l'hydrofère. Les bains et les douches en pluie avec les eaux thermales de Royat, de Condillac ou de Vichy ont modifié heureusement les surfaces malades.

Comme traitement général, on emploiera dans l'acné scrofuleuse : les chlorurées sodiques : Kreuznach, Salins, surtout la Bourboule (chloro-bicarbonatée). Si on croit devoir recourir aux sulfurées, on s'adressera aux dégénérées, Luchon; ou aux sulfurées calciques, Enghien. Dans l'acné arthritique, on a recours aux eaux de Vichy, de Royat, de Pougues, de Desaignes.

Si l'acné siège chez des lymphatiques ou des herpétiques : la Bourboule.

Si l'acné est liée à un état dyspeptique, les alcalins : Vichy, Vals.

S'il y a anémie profonde, les ferrugineuses froides (Forges-les-Eaux), et les eaux alcalines légères; mais dans tous ces cas, on doit surveiller avec soin les fonctions de l'intestin, et s'il y a constipation, ce qui est l'état ordinaire, avoir recours de temps en temps aux eaux minérales purgatives de Montmirail, d'Aulus, etc., transportées.

Si l'acné coïncide avec l'apparition des règles, ou avec l'époque de la ménopause, l'attention la plus suivie devra être donnée à l'état du tube digestif, car à ce moment la dyspepsie, la constipation opiniâtre surviennent. S'il y a anémie concomitante : ferrugineux et alcalins.

L'acné syphilitique est modifiée et guérie par les eaux sulfurées de Luchon, de Cauterets et les sulfurées calciques d'Enghien; par les douches de vapeur ou la pulvérisation *loco dolenti* de ces eaux minérales, et leur usage externe.

Albuminurie. — La présence de l'albumine dans les urines n'indique pas absolument une maladie ; elle n'est qu'un symptôme. Si l'albumine se trouve comme caractéristique, dans la maladie de Bright, on la rencontre aussi dans l'urine des femmes enceintes qui plus tard seront éclamptiques, dans l'urine des scarlatineux, des érysipélateux, dans la convalescence de la variole, etc.

S'il y a cachexie anémique, dyspepsie, anoréxie coïncidant avec l'albuminurie, qu'elle soit la conséquence d'une maladie primitive des reins, ou qu'elle succède à une maladie générale, on aura recours aux eaux bicarbonatées-chlorurées : Royat, de préférence à Vichy dont les eaux sont absolument interdites s'il y a menace d'hydropisie; ou aux carbonatées sulfurées chlorurées : Carlsbad.

S'il y a débilité extrême, chloro-anémie; Saint-Nectaire et les sources ferrugineuses.

Aménorrhée. — L'aménorrhée existe lorsque les règles n'étant jamais apparues, leur absence est due à une malformation; les eaux minérales ne seront en ce cas, d'aucune utilité. Mais l'aménorrhée existe chez des femmes qui ont vu leurs règles, normales jusque-là, se supprimer tout à coup à la suite d'une émotion, d'une impression de froid, etc... Si cette suppression survient chez une femme sanguine, et qu'il existe en même temps chez cette femme, une congestion utérine et de la constipation, les eaux purgatives de Montmirail et l'usage simultané des eaux de sources sulfurées calciques pourront ramener les règles.

Si l'aménorrhée existe chez une névropathe : Néris. Si elle existe chez une névropathe chloro-anémique avec congestion utérine : Luxeuil, Bains.

Si l'aménorrhée se présente chez des lymphatiques, des scrofuleuses éréthiques avec état passif de l'utérus : Ussat (les sources chaudes); Saint-Laurent; les Eaux-Chaudes.

Les bains de mer des stations du Nord avec le bain court, à la lame, conviendront chez les lymphatiques déprimées, ainsi que Menton qui, à cause de sa situation géographique et de son climat chaud, est excitant. Les stations du Midi avec le bain de mer prolongé à lames douces sur une plage sablonneuse et tiède, surtout celles où se rencontrent des sources ferrugineuses, Prefailles, Biarritz, ainsi que Saint-Jean-de-Luz et Arcachon, conviennent aux lymphatiques anémiées excitées et excitables.

Anémie. — L'anémie est une maladie générale caractérisée, tantôt par une diminution des globules du sang, tantôt par une augmentation du sérum aux dépens des globules et de l'albumine.

L'anémie succède aux hémorrhagies graves, conséquences des traumatismes; elle se montre après les couches laborieuses avec métrorrhagie abondante; dans la convalescence des maladies générales graves : la fièvre typhoïde, etc.; à la suite d'une alimentation insuffisante, de la privation d'air et de lumière.

Dans ces cas, les sources ferrugineuses à ordonner sont les suivantes : Spa (Belgique); Forges, crénate et apocrénate de fer; (Seine-Inférieure) Cransac (Aveyron); Andabre (Aveyron); Campagne (Aude); Sylvanès (Aveyron); Charbonnières (Rhône); Neyrac (Ardèche); Saint-Pardoux (Allier); Lamalou (Hérault); Schwalbach (Allemagne); Pyrmont (Westphalie); Saint-Moritz, froide, altitude 1850 mètres (Suisse); Orezza (Corse); Bussang (Vosges); Saint-Alban (Loire).

Chez les anémiés arthritiques : Royat, Saint-Nectaire (sources ferrugineuses arsenicales); chez les anémiés lymphatiques, les eaux sulfureuses ferrugineuses de Bagnères-de-Bigorre; les ferrugineuses de Vals; les chlorurées bicarbonatées : la Bourboule et ses sources ferrugineuses, Saint-Nectaire, Rouzat et Vic-sur-Cère.

Les chlorurées fortes, Bourbonne, Salins, Salies, ne devront être ordonnées qu'avec une extrême circonspection.

. Chez les sujets jeunes, très lymphatiques, la médication marine aura les plus grands succès si on envoie les anémiés déprimés aux stations du Nord et à Menton, les anémiés excités seront adressés aux plages sablonneuses où le bain peut être prolongé et où l'on peut joindre le bain de sable chaud au traitement ferrugineux. Préfailles, Biarritz, Sables d'Olonne, Arcachon-Saint-Jean-de-Luz, etc.

Les enfants anémiés et surexcités, qui n'ont pas atteint encore l'âge de la puberté, seront guéris rapidement par leur séjour plus ou moins prolongé à Évian, dont les sources ferrugineuses et le climat doux, tempéré et sédatif, conviennent parfaitement à ces jeunes organisations.

Angine. — Nous ne traiterons ici que de l'angine chronique, l'angine glanduleuse des auteurs. L'angine catarrhale sera traitée au chapitre de la *Bronchite catarrhale*, l'angine tuberculeuse à l'article *Phthisie*.

Cette angine est caractérisée par une toux gutturale, un chatouillement irritant du larynx, des crachats globuleux, colloïdes, et par des modifications dans le timbre et dans l'émission de la voix. Elle existe surtout chez les lymphatiques et les herpétiques. Guéneau de Mussy reconnaît les avantages que l'on tire dans cette affection, de l'emploi des eaux sulfurées, qui stimulent à la fois l'économie et la partie malade ; elles conviendront chez les lymphatiques et les herpétiques déprimés.

En première ligne : Cauterets (La Raillière) avec ses demi-bains, ses pulvérisations, ses irrigations nasales ; Saint-Honoré, les Eaux-Bonnes, Ax, le Vernet, Amélie-les-Bains, Luchon, Molitg ; et les sulfurées calcaires :

Enghien, Pierrefonds, viendront ensuite modifier heureusement l'état général et l'état local.

Chez les lymphatiques et les herpétiques excités, qui trouveraient une excitation nouvelle dans l'emploi des sulfurées sodiques et calciques, on aura recours aux eaux oligo-métalliques du Mont-Dore, ou aux eaux chloro-bicarbonatées de la Bourboule, intus et extra.

On a observé une variété de cette angine; les caractères de l'expectoration sont les mêmes, semblables aussi les titillements et les ardeurs de l'arrière-gorge; le timbre et l'émission de la voix sont également modifiés, mais très différents sont les caractères de la toux qui est sèche, fréquente, souvent incessante, fatigante pour le malade, fatigante pour ceux qui l'entendent; ces accès durent souvent un quart d'heure. Cette affection est liée à la diathèse arthritique et, s'il n'y a pas encore de symptômes goutteux, Cauterets, avec ses pulvérisations et son humage, modifie puissamment cette angine.

Si le sujet est rhumatisant goutteux, Royat avec ses irrigations nasales et ses salles d'aspiration.

Arthritis. Arthritisme. — L'arthritis est une maladie constitutionnelle, non contagieuse, caractérisée par la tendance à la formation d'un produit morbide (le tophus), et par des affections variées de la peau, de l'appareil locomoteur et des viscères, affections se terminant en général par résolution.

C'est ainsi que Bazin, dans ses leçons sur les affections cutanées de nature arthritique et dartreuse, définit l'arthritis; c'est à lui que nous devons la description précise et claire des symptômes de cette maladie, et les indications thérapeutiques nécessaires pour la combattre.

Nous décrirons ici aussi brièvement que possible les prodromes et les quatre périodes que présente cette affection, car à chacune de ces périodes d'évolution, correspond l'emploi d'eaux minérales appropriées.

Prodromes de l'arthritis. — Troubles dans les fonctions de la peau, transpiration exagérée des pieds, des mains, des organes sexuels ; chute prématurée des cheveux, tendance à l'obésité bien que les arthritiques mangent peu ; constipation habituelle ; hémorrhoïdes. — Ces prodromes se manifestent en général de quinze à vingt ans, et quelquefois dès quatorze ans. Ils peuvent manquer.

Première période. — Le rhumatisme articulaire aigu apparaît à cette période, mais plus fréquemment à la seconde. On constate des affections multiples légères de la peau et des muqueuses : eczéma du cuir chevelu, érythème arthritique ; il est très rare que ces symptômes se produisent avant l'âge de la puberté. Après l'âge de la puberté, s'observent ensuite : 1° l'érythème des parties sexuelles ; 2° l'érythème œdémateux des articulations ; 3° l'urticaire ; 4° le zona ; 5° l'herpès ; 6° la fièvre bulleuse ; 7° les furoncles et l'anthrax.

Du côté des muqueuses : le coryza ou rhinite chronique, les bronchites, les ophthalmies spécifiques. Il y a, dans cette période, alternance entre les symptômes muqueux et les symptômes cutanés ; on voit survenir en outre des migraines, des dyspepsies, des douleurs musculaires vagues, des épistaxis, des hémorrhoïdes.

Deuxième période. — Attaques franches de rhumatisme goutteux ou de goutte. Chez l'arthritique, plus les manifestations rhumatismales sont fortes, plus faibles sont les manifestations cutanées, et vice versa. Vers quarante ans, les dartres rebelles surviennent après quelques légères attaques de rhumatisme ; dans ce cas, il y a toujours eu antérieurement de la dyspepsie. — Douleurs vagues, crampes, contractures, paraissant dans l'intervalle des manifestations décrites ci-dessus. Congestions cérébrales répétées, formications dans les membres, angines, coryzas remarquables par leur tenacité. Dans cette période, la dyspepsie arthritique, c'est-à-dire avec chaleur à l'épigastre, pyrosis et constriction de l'œsophage, se montre fréquemment.

Prurit général. — Prurit localisé à l'anus, coïncidant souvent avec fissure anale et constriction du sphincter ; prurit des organes génito-urinaires, de la vulve chez la femme.

Troisième période. — Les affections articulaires se généralisent et deviennent fixes ; dépôts tophacés, destruction des cartilages, ankyloses ou pseudo-ankyloses, caries. Dans la forme herpétique de l'arthritisme, il y a des désordres graves du côté des viscères. Asthme catarrhal.

Quatrième période ou période cachectique. — Affections chroniques organiques du cœur et des gros vaisseaux. Congestions et apoplexies. Asthme catarrhal avec congestions pulmonaires fréquentes. Lésions diverses du foie, des reins.

La cirrhose, le cancer du foie, de l'estomac, la gastrite chronique ; le cancer de l'utérus, de l'ovaire.

Les diathèses variqueuses, anévrysmales ne sont pas liées à l'arthritisme, mais en sont des complications assez fréquentes.

Dans la période prodromique, on aura recours aux eaux chlorurées sodiques légères : Bourbon-Lancy, Moustiers ; si les malades sont sanguins, constipés, aux sulfatées calciques : Aulus, Audinac.

Aux arthritiques à tempérament sanguin qui ont de la diarrhée séreuse, de la gravelle : Vichy.

Aux arthritiques qui ont de la gravelle urique ou phosphatique : Vittel, Contrexéville, Carlsbad, Wiesbaden.

Aux arthritiques avec tendance catarrhale pulmonaire : Mont-Dore.

Aux arthritiques herpétiques et scrofuleux : la Bourboule.

Aux arthritiques névropathes : Néris.

Dans les trois premières périodes de cette diathèse, la véritable spécialisation des eaux minérales se trouve dans l'application des eaux bicarbonatées chlorurées de Royat, à l'arthritisme et à ses manifestations cutanées, muqueuses, osseuses, articulaires, goutteuses, etc. A côté de cette station, se trouve Aulus, utile chez les arthritiques sanguins, constipés, menacés de congestion ou chez lesquels les flux habituels sont supprimés (hémorrhoïdes); chez la femme arthritique sanguine, chez laquelle il y a aménorrhée ou dysménorrhée.

Dans les arthritides humides en voie de guérison : Aix-la-Chapelle (chlorurées sodiques, sulfurées), Bagnères-de-Bigorre, Néris.

Les eaux sulfurées ne conviennent pas dans les manifestations purement arthritiques. Elles ne peuvent être conseillées qu'aux arthritiques scrofuleux ou lymphatiques, et encore ne doit-on s'adresser qu'aux eaux sulfureuses dégénérées ou faibles : Cauterets, Luchon, à la condition expresse qu'aucun symptôme ne fasse craindre la goutte, qui est une contre-indication absolue de l'emploi des eaux sulfureuses.

Dans la quatrième période, période cachectique, les eaux minérales deviennent inutiles et pourraient être très dangereuses.

Les affections chroniques organiques du cœur et des gros vaisseaux, les asthmes catarrhaux consécutifs aux lésions cardiaques, le cancer du foie, le cancer de l'utérus chez les arthritiques, sont des contre-indications absolues à l'emploi des eaux minérales.

Asthme. — Nous ne parlerons pas ici de l'asthme humide catarrhal; son traitement sera donné en même temps que le traitement de la bronchite catarrhale chronique.

L'asthme sec nerveux revient périodiquement et par

accès; les accès se produisent surtout le soir pendant le premier sommeil, après une journée de fatigue ou d'émotion. Dans le jour il y a eu un peu d'essoufflement; on a dîné trop tard ou trop vite, la digestion n'a pas été complète. Le malade est pris tout à coup d'étouffements, le plus souvent l'accès est précédé de pandiculations, d'un sentiment de malaise indéfinissable, puis la suffocation survient, l'air manque, la toux est sèche, incessante, l'oppression augmente, la respiration devient haletante et sifflante; le malade recherche avidement le moindre souffle d'air, il voudrait un point d'appui pour respirer plus librement, la face s'altère, devient pâle, plus rarement rouge, bouffie; les paupières semblent œdématiées, enfin, soit que l'on fasse respirer du chloroforme au malade, que l'on lui fasse une injection sous-cutanée, ou que l'accès se termine de lui-même, la toux devient plus grasse, moins fréquente, l'expectoration se rétablit, la respiration est moins haletante, l'anxiété diminue et souvent le malade s'endort.

Les eaux sulfurées ont été préconisées dans cette affection; le Dr Niepce se loue beaucoup des inhalations des eaux d'Allevard, et le Dr Blondin de l'action des eaux de Saint-Sauveur.

Le Mont-Dore et ses hautes thermalités ne semblent pas avoir une grande influence sur l'asthme sec nerveux; cependant à Saint-Alban et à Royat, les inhalations de gaz acide carbonique ont donné des résultats très satisfaisants. Ces heureux résultats se confirment chaque jour et les observations se multiplient.

Ataxie locomotrice progressive. — La médication thermale est impuissante contre cette maladie dans sa période active. Lorsque la maladie semble s'être arrêtée dans sa marche progressive, que les douleurs fulgurantes ont disparu, que les différentes arthropathies sont calmées, que la santé générale paraît s'améliorer, on peut tenter la médication par les chlorurées. Le Dr Wetzlar aurait obtenu des résultats satisfaisants à Aix-la-Chapelle (chlorurées sulfurées sodiques).

En France, les eaux de Lamalou (Hérault), de Lamotte chlorurées sodiques (Isère), seront conseillées ainsi qu'Uriage, Balaruc, Digne, Gréoulx. En pareil cas, l'usage des eaux mères de Salies et de Salins ajoutées aux bains, nous semblerait justifié

Les succès obtenus dans des cas de paralysie et de parésie de la vessie, que l'on croyait liés à un état de sclérose de la moelle, par l'usage des boues de Saint-Amand (sulfurées calciques) ou de Dax (oligo-métalliques) porteraient à essayer ce mode de traitement dans l'ataxie, pendant les périodes de calme absolu.

Le temps, souvent très long, qui sépare deux accès de cette affection, doit être mis à profit pour le traitement thermal, qui ne doit être employé qu'aussi loin que possible de la dernière manifestation, et si aucun symptôme morbide ne fait craindre un retour offensif de la maladie.

Atonie. — L'atonie générale est un état de faiblesse résultant de l'insuffisance de l'incitation nerveuse. Pour y remédier, il faut s'adresser à la cause première, qu'elle tienne à une modification physique ou chimique du sang ou à un trouble du système nerveux. C'est le traitement thermal approprié à cette cause, qu'il faudra appliquer.

L'atonie partielle, affectant un organe chez lequel la contractilité ne s'exerce plus normalement, par conséquent dont les fonctions physiologiques ne sont plus complètes, sera traitée au paragraphe relatif aux maladies de cet organe : Atonie de l'estomac ; voir *Estomac;* de l'utérus ; voir *Utérus*, etc.

Bile, Biliaire (voyez Foie).

Bronchite catarrhale chronique. — La bronchite

catarrhale chronique nécessite l'emploi des eaux minérales.

1° Le catarrhe chronique est venu à la suite d'une bronchite aiguë négligée ou mal soignée.

2° La bronchite d'abord locale et passagère, s'est généralisée et est devenue chronique par suite de la constitution du sujet : lymphatique, scrofuleux, arthritique, rhumatisant ou chloro-anémique.

3° La bronchite catarrhale chronique s'est montrée d'emblée, comme manifestation ou détermination des diathèses scrofuleuse, lymphatique, herpétique, arthritique.

Les eaux sulfurées conviennent au catarrhe chronique des bronches. Si on a à traiter le catarrhe chronique simple, les eaux sulfurées, surtout celles qui laissent dégager de l'hydrogène sulfuré, seront prescrites : Cauterets, Eaux-Bonnes, Luchon, Ax, Amélie, Cambo (source sulfureuse et ferrugineuse). Ces eaux conviennent aux chloro-anémiques, aux lymphatiques, aux herpétiques, à condition que tous ces malades ne seront ni des excités, ni des excitables. Si la médication sulfureuse est excitante, elle est également reconstituante, elle conviendra donc aux déprimés et aux anémiés, et sera contre-indiquée chez les sujets sanguins.

Dans toutes ces stations, on emploiera simultanément l'usage interne et l'usage externe : Boissons, bains, douches, inhalations, humages, pulvérisations s'il y a pharyngo-laryngite concomittante, aspirations, etc.

Si le catarrhe des bronches est de date récente, peu étendu, à grosses bulles, chez des sujets qui ne sont ni lymphatiques ni herpétiques, on aura recours aux eaux d'Enghien, de Pierrefonds, de Saint-Honoré, d'Allevard, de Cambo, etc.

Il est une médication qui s'impose peu à peu dans les affections catarrhales chroniques de la muqueuse du pharynx, du larynx, et des bronches, surtout compliquées d'emphysème. Cette médication jouit d'une réputation justifiée par de nombreux succès : nous voulons parler du traitement par les chloro-bicarbonatées : la Bourboule ; par les bicarbonatées chlorurées : Royat ; par les oligo-métalliques : Mont-Dore, et la haute thermalité de ses eaux. Dans ces trois stations, se rencontre l'arsenic.

Bertrand, ancien inspecteur des eaux du Mont-Dore, attribuant au mauvais fonctionnement de la peau, une grande partie des bronchites, pensait que l'effet thérapeutique des eaux alcalines, tenait à ce que l'emploi de ces eaux rétablissait ces fonctions dans leur intégralité ; c'est possible : mais comment alors expliquer que les catarrheux arthritiques ne soient pas guéris aux eaux sulfureuses, qui, par l'excitation qu'elles exercent et par leur haute thermalité, rétablissent également les fonctions de la peau ?

Les sels alcalins absorbés par la peau (bains), par la muqueuse stomacale (boissons), par la muqueuse pulmonaire (aspirations, inhalations), s'éliminent par les reins, la peau (sueurs), c'est vrai ; mais ils s'exhalent aussi par la muqueuse pulmonaire ; c'est surtout à leur action locale sur les glandes mucipares que nous attribuons en grande partie leur action thérapeutique dans les bronchites.

Royat conviendra aux catarrheux arthritiques, aux goutteux, aux nerveux, aux vieillards dont la bronchite est à râles vibrants, aux anémiés, aux excités.

Les eaux de la Bourboule seront prescrites aux catarrheux lymphatiques, scrofuleux, herpétiques, aux enfants dont la bronchite est à râles bullaires.

Les eaux du Mont-Dore seront prescrites aux malades atteints de bronchites catarrhales chroniques qui s'exaspèrent facilement, qui chaque année donnent des poussées aiguës; aux sujets sanguins, irritables, névropathiques. A ces dernières stations, les catarrheux simples guériront aussi bien qu'aux stations sulfureuses.

Le rhumatisant catarrheux se trouvera également bien du Mont-Dore ou de la Bourboule (s'il est herpétique ou scrofuleux), que des eaux sulfureuses; nous devons ajouter que les hautes thermalités sont moins employées au Mont-Dore, ce qui n'a pas diminué les succès obtenus à cette station.

Chez les vieillards, lorsque la bronchite s'accompagne de bronchorrée, les sulfurées-bitumineuses, Euzet (Gard), Saint-Boës, à petites doses, rendront des services inappréciables.

A l'étranger : Ems, Weissembourg, Schinznach.

Contre-indications. — Les sujets sanguins ne doivent pas être dirigés sur Royat. Les stations sulfureuses sont contre-indiquées chez les catarrheux goutteux.

Cachexies. — Cachexie par épuisement, ou chez les chloro-anémiques : les eaux ferrugineuses faibles, au début; s'il y a éréthisme : Evian, Cambo, Bagnères-de-Bigorre.

Si la dépression prédomine : Royat, Saint-Nectaire (sources arsenicales), Sainte-Marguerite, Châteauneuf.

S'il y a constipation opiniâtre : Châtel-Guyon, Aulus, Cransac.

S'il y a lymphatisme ou menace de scrofule, la Bourboule et ses sources ferrugineuses.

Si l'état de l'estomac et de l'intestin le permet : Forges-les-Eaux.

Cachexie paludéenne. — S'il y a engorgement de la rate et du foie, les bicarbonatées sodiques : Vals, et ses sources ferrugineuses. S'il y a engorgement intestinal, les eaux salines : Châtel-Guyon. S'il y a entéralgie : Plombières et ses sources ferrugineuses et savonneuses; les sulfatées calciques : Aulus, Encausse. S'il y a entéralgie avec anémie profonde : Encausse, Forges, Cransac, Luxeuil et ses sources ferro-manganésiques ; les chloro-bicarbonatées : la Bourboule, Saint-Nectaire ; Châteauneuf, ses sources ferrugineuses et ses bicarbonatées mixtes thermales.

Cachexie de la diathèse scrofuleuse. — Les eaux chlorurées et les bicarbonatées : la Bourboule, Salins, Salies-de-Béarn ; Saint-Nectaire, Vichy et ses sources ferrugineuses.

Catarrhe bronchique. — Voyez *Bronchite.*

Catarrhe utérin. — Voyez *Utérus.*

Chlorose. — La chlorose est une nosohémie dans laquelle le sang perd une plus ou moins grande partie de ses globules, l'eau augmentant un peu, tandis que l'albumine conserve sa proportion normale (BOUCHUT et DESPRÈS, *Dictionnaire de médecine*).

La chlorose a donc de grandes analogies avec l'anémie, mais ne doit pas être confondue avec elle ; très souvent l'anémie et la chlorose se constatent chez le même individu ; il y a alors chloro-anémie.

La chlorose se montre, en général, chez les jeunes filles, à l'époque de la puberté : on la désigne en ce cas sous le nom de pâles couleurs. Cette nosohémie est intimement liée à des troubles des fonctions génitales ; aussi est-ce une erreur profonde de faire de la chlorose et de la chloro-anémie une maladie spéciale à la jeune fille. Les jeunes garçons, sur le point de se former, en sont également atteints, et les femmes elles-mêmes, la voient souvent survenir à l'âge du retour, à la ménaupose. Il en est de même des hommes, qui en présentent des symptômes évidents, en même temps qu'apparaissent chez eux des troubles incontestables des fonctions génitales (frigidité, impuissance, pertes séminales, etc.) au moment de ce que l'on nomme vulgairement leur âge critique.

Chez la jeune fille, la chlorose s'accentue lorsque le tempérament lymphatique se manifeste, ou que la scrofule menace; elle est alors d'une grande gravité, car la tuberculose éclate souvent sans symptômes précurseurs. En ce cas, elle est pour ainsi dire, constitutionnelle; mais elle peut être acquise à la suite d'une grande frayeur, d'une secousse physique ou morale; il y a trouble dans les fonctions des organes génitaux chez les adolescents des deux sexes, ou bien, et cela est encore plus fréquent qu'on ne le croit, elle apparait par suite d'habitudes solitaires.

Dans tous les cas, la première indication est de restituer aux globules sanguins la quantité de principe ferreux, qui rendra au sang sa composition normale; mais cela ne suffit pas la plupart du temps, et il faut tenir compte des causes adventives qui, en dehors de la constitution, ont amené la chloro-anémie.

On doit prescrire aux chlorotiques éréthiques : Evian, Forges (Seine-Inférieure), Pyrmont; aux chlorotiques névropathiques, arthritiques et rhumatisantes : Néris; aux chlorotiques déprimées : Luxeuil; les sources sulfurées dégénérées des Pyrénées, Bagnères-de-Bigorre, Bagnères-de-Luchon, Ax, Saint-Sauveur, le Vernet, Cauterets, Molitg, les Eaux-Chaudes; surtout si les sujets sont lymphatiques ou ont tendance à la scrofule.

Aux chloro-anémiées, chez lesquelles les névroses et les névralgies utérines dominent : Néris (oligo-métalliques), Bagnères-de-Bigorre (Foulon, le Salut), Gréoux, Luxeuil, Cauterets, le Petit-Saint-Sauveur. Aux chloro-anémiques dyspeptiques : Pougues, Vichy. Aux chloro-anémiées dysménorrhéiques, dont la dysménorrhée est causée par l'athritisme : Vichy, Royat, Saint-Nectaire. Aux chloro-anémiques qui, à la suite de violents chagrins, ont vu survenir une diarrhée résistant à tous les moyens ordinaires : Evian (Cachat), Vichy et ses sources ferrugineuses. Aux chloro-anémiées constipées : Châtel-Guyon, les chlorurées légères, Bourbon-Lancy. Aux chloro-anémiques rhumatisantes avec œdème péri-articulaire : Barbotan et ses boues.

Coqueluche ancienne. — Les docteurs Herpin (de Metz) et Goin (de Saint-Alban), se louent beaucoup de l'emploi de l'acide carbonique en inhalation, dans les cas d'emphysème et d'affections pulmonaires. Le Dr A. Petit (de Royat), préconise les inhalations de ce gaz dans la coqueluche ancienne, alors que tout symptôme d'inflammation est tombé, que les râles fins ont disparu, mais que les accès de toux caractéristique, reviennent fréquemment et déterminent des vomissements, cause d'un dépérissement rapide et souvent inquiétant.

Couperose. — Voyez *Acné.*

Cystite. — Voyez *Vessie.*

Dartres. Dermatoses. — Grâce à la classification des diathèses, l'étude des affections de la peau est devenue plus facile, les applications thérapeutiques des eaux minérales à ces maladies plus précises et plus certaines, et partout les guérisons se sont multipliées.

Autrefois, les affections de la peau étaient dirigées vers les sources sulfurées; déjà Cazenave, Dévergie, Gibert, Hardy avaient employé la médication par les eaux alcalines et comptaient, de nombreux succès; mais c'est à Bazin que revient l'honneur d'avoir spécialisé l'emploi des sources d'une famille d'eaux minérales à une classe de maladies, et d'avoir démontré cliniquement, la dépendance de telle ou telle manifestation cutanée, de telle ou telle diathèse.

Si l'arthritisme, la scrofule, le lymphatisme, l'herpétisme, la syphilis ont leurs déterminations cutanées propres, faciles à diagnostiquer différentiellement, est-ce à dire qu'il ne peut exister de maladies de peau autres que celles qui appartiennent à l'une ou l'autre de ces diathèses? Non, certainement; ne voyons-nous pas des affections cutanées se produire à la suite de la négligence des soins de propreté, ou d'application sur la peau de substances ou d'étoffes irritantes?

Nous nous souvenons d'une jeune femme, atteinte depuis deux ans d'acné de tout le tronc. Tous les moyens médicaux avaient échoué, et elle n'en fut débarrassée que lorsque nous eûmes l'idée de faire doubler son gilet de flanelle avec de la toile. Cette jeune femme portait de la flanelle depuis deux ans, à la suite d'une maladie qui avait nécessité son emploi.

L'usage habituel de certains mets peut engendrer des maladies de peau. En Orient, l'usage de la viande de porc; en Espagne, en Italie, en France, l'usage du maïs ou du blé attaqué par le verdet, est la cause de cet exanthême squameux de la peau des parties inférieures, de la face dorsale, des mains, des pieds, que l'on désigne sous le nom de pellagre.

Sur la peau d'un individu délabré par une nourriture insuffisante, par une existence passée dans un milieu privé d'air, de lumière et de chaleur, ne peut-il survenir des manifestations cutanées qui n'ont aucun lien avec les diathèses citées plus haut? Les diabétiques ne présentent-ils pas aux parties génitales un eczéma rebelle? et les parasites animaux (*pediculi*) et végétaux (*trycophyton*) par exemple, ne se fixent-ils pas en dehors de la contagion, sur des gens épuisés par les secousses morales et les fatigues corporelles excessives, en dehors de toute influence de la constitution primitive.

Un autre fait à prendre en considération, c'est que le traitement balnéaire, formant l'élément le plus important de la cure, la partie malade se trouve souvent dans une grande étendue, au contact immédiat de l'agent thérapeutique. Le médicament topique sera toujours plus ou moins excitant et ne devra être employé qu'avec une extrême prudence.

Le traitement hydrothermal ne devra donc être appliqué que le plus loin possible des poussées actives et tant qu'aucun symptôme ne fera craindre le retour d'une poussée nouvelle.

Il ressort des considérations précédentes, qu'il faut éviter autant que possible les minéralisations fortes et les températures élevées; la médication préférée devra être une médication atténuée.

Les formes humides sont beaucoup plus excitables que les formes sèches.

Eczéma. — L'eczéma est la dermatose que l'on rencontre le plus fréquemment aux stations thermales. On peut au début traiter l'eczéma humide, surtout chez les lymphatiques, par les sulfurées calciques: Enghien, Pierrefonds, Allevard, Foncaude.

On ne doit pas oublier qu'à ces stations les phénonomènes d'acuité surviennent promptement, mais finissent peu à peu par céder, sous l'influence de la continuation du traitement balnéaire. La température de ces eaux est peu élevée, mais leur composition est uniforme.

Les sulfurées sodiques offrent cet avantage d'avoir des thermalités variées, des sources dégénérées, qui permettent de graduer la médication suivant le degré d'ancienneté et de force de la maladie, suivant le plus ou moins d'excitabilité du sujet.

On emploiera les eaux d'Ax, Luchon, Saint-Honoré, Cauterets, Olette, Barèges; Uriage (chlorurée sulfurée) a une puissante action sur les dermatoses humides chez les enfants et les adultes (médication atténuée).

Saint-Gervais, chlorurées sulfatées, fortement laxatives, et Badin (Suisse), chlorurées sulfatées calcaires, conviennent également et aux manifestations cutanées chez les herpétiques, et à l'impétigo chez les arthritiques. Ces eaux sont très sédatives et réussiront dans les dermatoses irritées et irritables.

La composition chlorurée bicarbonatée de la Bourboule, avec ses 0gr, 007 d'arséniate de soude, en fait une station à part. Son efficacité dans les manifestations cutanées scrofuleuses et herpétiques n'est plus à prouver. Les dermatoses sèches, eczéma (forme sèche), psoriasis, pityriasis, sont rapidement et profondément modifiées par les eaux de la Bourboule, moins excitantes que les eaux sulfurées, mais profondément altérantes. Les eaux chlorurées sodiques et sulfureuses d'Aix-la-Chapelle et d'Uriage, participant aux deux médications auxquelles elles empruntent leur double caractéristique, pourront être utilement employées, lorsqu'une excitation modérée sera nécessaire.

Les eaux chloro-bicarbonatées arsenicales modifient les eczémas si rebelles, des vieillards les plus atoniques.

Chez les enfants, ces eaux altérantes, mais énergiquement reconstituantes, sont parfaitement supportées et, en agissant sur l'état général en même temps que sur la peau, arrêtent les déterminations muqueuses et cutanées.

Les eaux bicarbonatées chlorurées de Royat, avec leur arséniate de soude et leur lithine, ont pour spécialisation tout ce qui touche à l'arthritisme, par conséquent ses manifestations cutanées : l'eczéma, formes sèche et humide ; ces plaques d'eczéma sec, isolées, presque nummulaires, siégeant surtout aux jambes, derrière les oreilles, dans le conduit auditif, que les vieux rhumatisants présentent et dont la rétrocession est si dangereuse ; le pityriasis, le psoriasis, le lichen, le prurigo ; les affections erythémateuses : l'acné rosacea, et enfin une maladie qui résista bien longtemps à toutes les préparations pharmaceutiques, nous voulons parler de l'urticaire. A côté de Royat, Châteauneuf, Vic-sur-Cère, Courpière et Chateldon.

Ces affections cutanées, siégeant sur des scrofuleux, des lymphatiques, des herpétiques, guériront à la Bourboule.

Les herpétides et les scrofulides peuvent être dirigées également sur Saint-Nectaire, où elles seront rapidement modifiées, surtout si elles siègent chez des anémiés.

Les eaux sulfatées calciques de Loesche doivent les résultats thérapeutiques qu'elles donnent, plutôt au mode de balnéation prolongée qui y est employé qu'à leur composition chimique. Elles s'appliquent aux dermatoses humides et en particulier à l'eczéma ; pour l'emploi de ces bains, on doit attendre que toute trace d'inflammation soit disparue.

A Vichy, qui spécialise les affections du tube digestif et de ses annexes, l'eczéma des diabétiques trouve un prompt soulagement. Il en est de même à la Bourboule.

Les eaux oligo-métalliques, les sulfatées et les sulfurées calciques à moyenne thermalité, peuvent être employées dans un grand nombre de dermatoses mal déterminées; chez les névropathes, les excités, les excitables: Néris, Plombières, Bagnères-de-Bigorre, Bains.

Les dermatoses syphilitiques : Luchon, Cauterets, ou les chlorurées sulfurées sodiques, Aix-la-Chapelle, Uriage.

Les eaux de Saint-Christau, renfermant une petite quantité de sulfate de cuivre, sont éminemment cicatrisantes; elles conviennent, suivant Tillot, aux manifestations cutanées chez les scrofuleux, les syphilitiques; elles cicatrisent les ulcères atoniques.

Lorsque la diathèse n'est pas caractérisée d'une façon suffisante, voici les stations les plus fréquemment employées dans les différentes maladies de peau:

Eczéma simple : Enghien, Aix-la-Chapelle, Luchon, Cauterets, Niederbronn.

Eczéma humide : Uriage, Loesche.

FORME PUSTULEUSE :

Impétigo : Ax, Luchon, Olette, Barèges.

Ecthyma. — Kreusnach, Salins, Bourbonne; puis Schinznach, Aix (en Savoie), Enghien, Barèges, Nauheim, les bains d'acide carbonique (ROTUREAU).

Acné. — Enghien (DE PUYSAYE), Vichy, sources ferrugineuses avec bains de Vichy additionnés de sulfures alcalins, médication énergique.

Mentagre. — Luchon, Saint-Sauveur, Enghien; médication plus faible : Ems ; Schlagenbad.

FORME BULBEUSE :

Pemphigus. — Ax.

Rupia. — Ax.

Teignes. — Médication marine : bains de mer.

FORME SQUAMEUSE :

Psoriasis. — Luchon (la Reine, Bordeu, la Grotte), Vigérie, Ax.

Lèpre vulgaire : Lavey, Enghien, Foncaude, Salins.

Ichthyose : Luchon.

Pityriasis capitis et inguium. — Aix-la-Chapelle. Très difficile à guérir, à moins qu'il ne soit la détermination cutanée d'une diathèse. Dans ce cas, les eaux minérales spécialisées à cette diathèse lui seront applicables.

FORME PAPULEUSE :

Lichen. — Ems, Vichy, Schlagenbad, Kreuznach.

Prurigo. — Néris, Plombières, Bains, Luxeuil, Ussat, Neyrac.

Diabète. — Le diabète est une maladie caractérisée par la présence dans le sang et dans l'urine, de sucre de glycose.

La médication thermale est absolument désarmée devant cette affection; cependant, les eaux alcalines, en réveillant l'appétit, en facilitant les digestions, peuvent améliorer l'état général.

Les diabétiques, surtout les diabétiques gras, congestionnés, dont la face est rouge, vultueuse, bouffie, les sclérotiques injectées, se trouveront bien du traitement hydrominéral suivi à Vichy, Vals.

Les diabétiques excités, dyspeptiques, dont les sécrétions et les excrétions sont moins fréquentes, moins abondantes qu'à l'état normal, seront promptement soulagés par l'usage de l'eau de Contrexeville

Les diabétiques excités, anémiés, dont les organes uropoiétiques, trop susceptibles, supporteraient mal une grande quantité de liquide ingéré, seront dirigés sur Evian.

Les diabétiques anémiés, déprimés, verront leur appétit se réveiller et leurs forces renaître par l'usage des eaux de Capvern, *Source* de Hount Caoude.

Les diabétiques lymphatiques et scrofuleux seront adressés à la Bourboule, où les états pathologiques secondaires, qui accompagnent la maladie principale, seront combattus avec succès, comme dans les stations précédentes.

Chez les diabétiques anémiés, les stations ferrugineuses seront conseillées, surtout Forges-les-Eaux, Evian (Petite-Rive).

Après une station aux eaux ferrugineuses, le malade pourra passer avec le plus grand profit, une saison aux bords de la mer.

Diathèses. —Une diathèse est une constitution morbide, qui a pour effet de produire, avec l'altération du sang et des humeurs, des maladies fréquentes de même nature, sur différents points de l'économie.

Les diathèses sont transmissibles par hérédité.

Ce qui caractérise les diathèses, c'est moins le vice humoral particulier à chacune d'elles, que les maladies diathésiques, c'est-à-dire les troubles fonctionnels et les lésions, aussi variées dans le siège que dans la forme, dont elles sont l'origine et la cause première. (BOUCHUT et DESPRÈS).

Si une maladie diathésique peut occuper deux organes à la fois, il peut exister simultanément deux diathèses chez le même individu.

Les eaux minérales sont du plus grand secours dans les affections diathésiques, et l'on voit chaque année leur action tenir en échec leurs manifestations.

Les principales diathèses sont :

1° *La diathèse lymphatique et ses manifestations.*

Les eaux sulfurées dégénérées : Luchon, Cauterets; les sulfurées calciques, Enghien, Pierrefonds, Cambo.

Les chlorurées sodiques légères : Bourbon-Lancy, Saint-Nectaire (arsenicale).

Les chloro-bicarbonatées arsenicales : La Bourboule; la médication marine.

2° *La scrofule et ses manifestations.*

Les eaux chlorurées bicarbonatées : la Bourboule, Saint-Nectaire; les eaux chlorurées sodiques fortes Salins, Salies-de-Béarn, et leurs eaux mères : Bourbonne-les-Bains, Balaruc.

Les eaux sulfurées : Luchon, Cauterets, Bagnols (Lozère), Ax (Ariège), Challes (Savoie), Forges (Seine-Inférieure); chez les anémiés : Saint-Laurent (Ardèche), Louesche, Saint-Nectaire médication marine.

3° *La diathèse tuberculeuse.*

Lorsqu'elle est généralisée, elle est toujours précédée ou accompagnée de scrofule.

On la combattra par les eaux chlorurées sodiques, les bromurées, les ferrugineuses.

Si elle est localisée sur les poumons, par exemple phthisie, on se servira des eaux minérales indiquées à l'article *Phthisie*.

Si elle se localise sur les méninges, le cerveau, les eaux minérales seront inutiles.

Si elle se localise sur le système lymphatique (adénite), on la combattra par les eaux minérales utiles contre le lymphatisme et la scrofule (surtout les eaux bromurées et iodurées).

Dans la tuberculose osseuse, Barèges.

4° *La diathèse rhumatismale.*

Rhumatisme chronique avec ou sans gravelle, mais sans complication de goutte.

Les eaux qui ont une haute thermalité ; celles d'Aix en Savoie, par exemple, peuvent être regardées comme le type des eaux minérales utiles dans le rhumatisme musculaire, séreux, fibreux et surtout osseux; puis viennent les eaux de Néris et de Plombières, pour les rhumatismes éréthiques; le Mont-Dore pour les sujets sanguins; Vichy, Vals, la Bourboule, s'il y a coïncidence de lymphatisme ou de scrofule.

Nous citerons ensuite les eaux sulfurées d'Uriage, le Vernet, Saint-Honoré, Cauterets, Enghien, Encausse, (sulfurée ferrugineuse) pour les débilités ; Bagnoles de l'Orne (sulfurée alcaline) Loesche, Bagnères-de-Luchon, Barèges, Molitg, Montmirail (sulfurée alcaline), Accorus (Hautes-Pyrénées), Saint-Gervais. Ces eaux seront employées chez les malades qui ne craindront pas un certain degré d'excitation.

Les malades sanguins et dyspeptiques devront recourir aux eaux bicarbonatées sodiques, Vichy, Vals; aux bicarbonatées calciques, Pougues; ou aux bicarbonatées mixtes. Les eaux sulfurées calcaires d'Enghien, d'Allevard, de Pierrefonds seront employées chez les malades atteints de douleurs erratiques légères et présentant les caractères du lymphatisme.

Les bicarbonatées chlorurées arsenicales lithinées (Royat) seront utilisées chez les rhumatisants débilités, ainsi que Saint-Nectaire et ses sources ferrugineuses; Lamalou, Bourbon-Lancy chez les névropathes.

Dans le rhumatisme chronique ou noueux avec déformation des articulations, raideur articulaire et empâtements péri-articulaires, ou dans le rhumatisme musculaire ou opiniâtre (lumbago, torticolis), Bourbonne, Bourbon-Lancy, Bourbon-l'Archambault.

Ces trois stations s'adressent surtout aux malades lymphatiques et scrofuleux.

Si tout phénomène d'inflammation a disparu, les bains de Dax, Saint-Amand, Barbottan (Gers), les eaux minérales étrangères, d'Aix-la-Chapelle (Allemagne), de Baden-Baden, de Loesche (Suisse), de Vignonne; les eaux ferrugineuses et salines de Tœplitz (Bohême), (bains de boues), de Statchelberg (Suisse), de Wiesbaden (Nassau), de Wilbad (Wurtemberg), pourront rendre de grands services.

Les bains et les boues d'Acqui sont encore prescrites avec beaucoup d'avantages contre le rhumatisme.

5° *La diathèse goutteuse.*

Voyez *Goutte.*

6° *La diathèse arthritique.*

La diathèse arthritique réclame les eaux bicarbonatées alcalines, les chlorurées, ou mieux la médication atténuée avec les bicarbonatées-chlorurées : Royat, Saint-Nectaire. Voyez d'ailleurs l'article *Arthritisme.*

7° *La diathèse herpétique.*

Elle est combattue par les chloro-carbonatées arsenicales : la Bourboule.

Voy. *Herpétisme* et *Dermatoses.*

8° *La diathèse syphilitique.*

Voy. *Syphilis.*

9° *La diathèse hémorrhagique.*

L'hémorrhaphilie ou diathèse hémorrhagique se traduit par des hémorrhagies répétées, difficiles à arrêter, redoublant avec le temps, d'intensité et de fréquence; elle annonce une altération profonde du sang. Cette diathèse, si elle n'est pas combattue, peut amener des accidents mortels.

La tendance hémorrhagique se manifeste plus souvent chez l'homme que chez la femme. Cette diathèse peut être héréditaire; elle est acquise à la suite de violents chagrins, ou de nourriture insuffisante, d'habitation dans des lieux humides, privés d'air, de lumière, etc.

Il ne peut être question ici de combattre par les eaux minérales l'accident hémorrhagie, mais bien la cause de l'hémorrhagie, le défaut de plasticité du sang.

Le séjour aux bords de la mer, surtout aux stations où se trouve une source ferrugineuse comme à Biarritz, à Préfailles, ou à Boulogne-sur-Mer, est d'abord recommandé, ainsi que les bains de mer sur une plage de sable; si les forces commencent à revenir, les eaux ferrugineuses; Forges, Spa, Pyrmont.

Les eaux minérales qui conviendraient spécialement dans cette diathèse, seraient des eaux minérales non effervescentes, contenant de l'acide sulfurique libre, comme la source qui se trouve près de la Solfatare voisine de Pouzzoles, dont les eaux sont employées par les gens du pays, après un flux hémorrhoïdal trop abondant, ou dans les convalescences difficiles à la suite de couches, lorsque les pertes ont été abondantes, pendant ou après l'accouchement.

On rencontre encore de ces eaux sulfuriques dans le lac du Mont-Indienne (Java). L'eau du rio Vinaigre de Papayau (Colombo) contient jusqu'à 1gr,080 d'acide sulfurique libre et 0gr,10 d'acide chlorhydrique par litre.

Nous ne connaissons pas en France de sources analogues.

10° *La diathèse névrosique* (*nervosisme*).

Ainsi que le dit Durand-Fardel : « Comme la gravelle, comme la goutte, le nervosisme se transmet par hérédité, affecte des déterminations spéciales, lesquelles sont les névroses locales ou généralisées, et répand une physionomie particulière sur tous les actes pathologiques qui lui sont étrangers ».

Les eaux oligo-métallisées, très faibles, à thermalité moyenne, dont la dominante ne peut s'affirmer, conviendront bien à ces manifestations mal déterminées ; leur caractère plus ou moins sédatif fixera le choix qu'on en devra faire.

Nous devons donc placer au premier rang Néris, Plombières, Luxeuil, Bagnères-de-Luchon (le Salut et Foulon), pour les névropathes atteintes d'affections utérines.

L'hystérique sera dirigée sur Néris, Saint-Sauveur, Luxeuil, Evian, Royat (bains de la source César) ; les eaux de La Chaldette, Ussat, Encausse, Foncaude, peuvent aussi être employées.

Chez les malades déprimées, chez lesquelles une excitation très légère peut être recherchée, les sources douces d'Ax et de Luchon, le Petit-Saint-Sauveur de Cauterets, seront utiles, ainsi que les dégénérées des Pyrénées Orientales. Parmi les chlorurées, il faudra choisir Bourbon-Lancy, Uriage, ou bien Pougues et Saint-Alban, Vals et ses sources faibles.

Dyspepsie. — On désigne sous le nom de dyspepsie tout trouble purement fonctionnel de la digestion, indépendant de lésions organiques de l'estomac ou de l'intestin.

Est dyspeptique, le sujet dont les digestions sont lentes, pénibles, plus ou moins douloureuses, avec rejet ou non des matières ingérées, production de gaz, etc.

La gastralgie, qui est une affection douloureuse de l'estomac, ne doit pas être confondue avec la dyspepsie.

Les différentes formes de cette maladie ayant été

l'objet de nombreux travaux, et étant connues de tous les médecins, nous n'avons pas à les décrire, mais seulement à donner les principales indications qu'elles fournissent à l'emploi des eaux minérales.

Les dyspepsies qui reconnaissent pour cause une mauvaise hygiène, repas irréguliers, nourriture insuffisante, privation d'exercice, séjour dans des lieux privés d'air et de lumière, se guériront par le simple changement d'air et par le retour à l'observation des lois de l'hygiène. Dans ce cas, les eaux bicarbonatées mixtes ou de table : Saint-Galmier, Condillac, Chateldon, Saint-Alban, et les ferrugineuses d'Orezza, Bussang, Saint-Pardoux, transportées, rendront de grands services.

Mais, lorsque les dyspepsies proviennent d'un état d'atonie, de faiblesse primitive ou acquise de l'estomac, le changement de régime ne suffira plus, on devra avoir recours aux eaux minérales.

La première condition que doit présenter une eau minérale destinée à combattre le plus grand nombre des dyspepsies, est de contenir de l'acide carbonique, qui, par son action excitante sur la muqueuse d'abord, et par ses propriétés sédatives ensuite, concourt puissamment à rétablir les fonctions de l'estomac et de tout le tube digestif.

Dans la dyspepsie simple, les eaux bicarbonatées sont donc indiquées, aussi bien les sodiques, que les calciques, car chacune d'elles a ses indications spéciales.

Les eaux de Vichy et de Vals non ferrugineuses, seront prescrites aux sujets sanguins, pléthoriques, chez lesquels on peut diminuer sans danger la plasticité du sang. Ces sources, qui sont fortement minéralisées, sont excitantes et hyposthénisantes; elles sont contre-indiquées chez les anémiés et les déprimés.

Les sources de Vals, bicarbonatées ferrugineuses, pourront convenir chez les anémiés déprimés, car le fer qu'elles contiennent, neutralise l'action hyposthénisante des bicarbonates. Vals a surtout sur Vichy l'avantage de posséder deux sources : Précieuse et Désirée, qui contiennent du chlorure de sodium et qui sont laxatives.

Après Vichy et Vals, nous trouvons Pougues, bicarbonatée calcique, d'une minéralisation moindre, et qui doit à sa base calcaire des qualités moins excitantes et moins hyposthénisantes.

Saint-Alban, peu minéralisée, agit par son acide carbonique; Chaudesaigues, par sa haute température, conviendra aux dyspeptiques rhumatisants; Royat (bicarbonatée chlorurée) aux dyspeptiques arthritiques ; Saint-Maurice, les deux Vic, seront prescrits dans les mêmes cas, c'est-à-dire aux dyspeptiques arthritiques anémiés excités.

Les dyspeptiques lymphatiques anémiés devront être adressés à Saint-Nectaire.

Si nous avons posé comme principe que l'acide carbonique convenait dans les dyspepsies, nous devons ajouter que certains sujets le supportent mal. Chez ces malades, les eaux de Bagnoles (Orne), Alet (bicarbonatées calciques), Evian (peu minéralisées et peu gazeuses) seront très appropriées.

Dans la dyspepsie acide, ces stations conviendront également, on peut ajouter Foncaude (bicarbonatée calcique.)

Dans la dyspepsie avec gastrorrhée, on aura recours, en Allemagne, à Carlsbad, Marienbad, Hambourg, Kissingen, et en France, à Saint-Maurice, Vic-sur-Cère, Saint-Nectaire et aux laxatives Miers, Sermaizes, Brides, Saint-Gervais, Châtel-Guyon.

Il y a une forme de la dyspepsie qui contre-indique

l'emploi de l'acide carbonique; c'est la dyspepsie flatulente. Elle existe presque toujours chez des névropathes : on aura recours aux eaux sédatives et reconstituantes, Luxeuil et ses sources ferro-manganésiques, Plombières et ses sources savonneuses, Bourbon-Lancy, Ussat, Bagnères-de-Bigorre, Lamalou et Saint-Sauveur.

Lorsque la dyspepsie est facilement irritable, péniblement supportée, qu'elle est sur la limite de la gastralgie douloureuse, on aura recours aux eaux minérales faibles, bicarbonatées, contenant peu de gaz : Bagnoles, Pougues, Alet ou Evian.

Estomac. — Maladies de l'estomac.

Atonie. — L'atonie est caractérisée par des pesanteurs après le repas, par les lenteurs et les difficultés de la digestion. Cet état de l'estomac est lié à une atonie générale et souvent à un état névropathique.

Les eaux alcalines gazeuses : Saint-Nectaire chlorurée-bicarbonatée et ses sources ferrugineuses; les bicarbonatées-chlorurées : Saint-Maurice, Vic ; les bicarbonatées calciques ou mixtes : Châteauneuf, Lamalou, Sail-les-Bains, Saint-Alban, Myon, Sail-sous-Couzan, Celles, Condillac, Chateldon, Renaison, Medague, Teyssières-les-Boullies.

Gastralgie. — La gastralgie est une névrose douloureuse de l'estomac, liée à un état de névropathie générale, à un état anémique, ou à des diathèses rhumatismale, goutteuse ou herpétique : elle se manifeste soit par des accès douloureux, crampes d'estomac, soit par une douleur continue ; elle accompagne souvent la dyspepsie.

La gastralgie par accès guérit à Vichy, Pougues, Saint-Alban.

La gastralgie fixe et continue, liée à un état anémique sera soulagée à Plombières, à Luxeuil, sources ferro-manganésiques, à Forges; liée à un état névropatique,

Plombières, Neris; liée à un état rhumatismal, Bourbon-Lancy, Bagnères-de-Bigorre; liée à l'état goutteux, Royat.

La gastralgie est souvent confondue avec la dermalgie ou la myosalgie de la région épigastrique.

Gastrite chronique. — Caractérisée par une douleur épigastrique qui se développe à la pression, la langue rouge à la pointe et sur les bords, saburrale au centre. des renvois acides ou sulfhydriques, une digestion lente et pénible.

Les eaux thermales les plus douces, les moins minéralisées, Evian, le Mont-Dore, Luxeuil, Plombières, Ussat, Bagnères-de-Bigorre seront prescrites.

Gastrorrhée. — Voir *Dyspepsie catarrhale.*

Dilatation de l'estomac. — Les eaux de Carlsbad sont employées dans cette affection.

Les eaux de Châtel-Guyon sont utilisées avec succès, suivant le Dr Baraduc, en lavage à double courant d'eau vive à température constante de 30°, au moyen du tube de Faucher modifié.

Ce mode de traitement donnerait aussi des résultats inattendus dans le cas d'ulcère simple de l'estomac.

Les eaux minérales seront contre-indiquées dans le cancer ou les ulcères cancéreux de l'estomac.

Foie. — Maladies du foie et des voies biliaires.

Les eaux minérales n'ont aucune action sur les altérations de texture du foie; elles sont même contre-indiquées dans le cancer, les dégénérescences, la cirrhose, etc.; leur action est également sans effets contre les modifications de la sécrétion biliaire; cependant nous devons reconnaître leur efficacité, soit pour empêcher la formation des calculs, soit pour déterminer et aider leur expulsion. Nous n'aurons donc à nous occuper que de l'engorgement du foie et des calculs de cet organe.

Il est un état qui semble être un premier degré de

l'engorgement, et que les eaux minérales combattent efficacement. Cet état est caractérisé par la teinte jaune de la peau, des sclérotiques; perte d'appétit, état saburral des premières voies; au début selles bilieuses abondantes, puis constipation; les matières que l'on obtient soit par les laxatifs, soit par les lavements sont dures, sèches, décolorées ou grisâtres, nageant dans un liquide fortement bilieux; dans ces cas, la pression sur les dernières fausses côtes, détermine de la douleur, bien que la percussion n'indique pas une augmentation sensible du volume du foie; céphalalgie.

Les bicarbonatées sodiques, Vichy, Vals, viennent facilement à bout de cet état.

Dans le cas de constipation opiniâtre, Aulus (sulfatée calcique).

Engorgements du foie. — L'engorgement du foie est caractérisé par l'augmentation du volume de cet organe, qu'il succède à un accès d'hépatite aiguë, qu'il survienne d'emblée, ou qu'il coexiste avec la cachexie paludéenne.

Si l'engorgement du foie est la conséquence d'une affection du cœur et qu'il soit lié à une hydropisie ou à une anasarque, les eaux minérales ne peuvent pas être prescrites.

L'engorgement chronique, soit général, soit partiel, du foie, succède à une hépatite aiguë, ou bien il se développe sous l'influence paludéenne, ou encore dans les pays chauds; les engorgements dans les pays tempérés se développent lentement, sans éveiller l'attention, et sont dus le plus souvent à un embarras, à une obstruction de la circulation veineuse abdominale.

Chez les sujets faibles et névropathes, il faut avoir recours aux eaux faiblement minéralisées: Saint-Alban, Plombières, Aulus dans le cas de constipation opiniâtre.

Si l'engorgement se présente chez des sujets pléthoriques résistants : Vichy en première ligne, Vals. Si on redoute l'emploi des carbonatées sodiques : Bourbonne, Balaruc, Niederbronn (reconstituantes), agiront promptement et sûrement.

Chez les sujets de constitution moyenne, anémiés, excités ou déprimés, une médication atténuée sera nécessaire; on dirigera alors les malades sur Luxeuil, Pougues, Cransac, Chaudesaigues, Sylvanès; à l'étranger, Carlsbad et Marienbad.

Calculs biliaires. — L'existence de calculs biliaires est révélée d'une façon certaine : 1° par les coliques hépatiques; 2° par la présence des calculs dans les fèces.

La médication hydrominérale a la propriété d'aider à l'expulsion des calculs; de plus, en excitant les fonctions du foie, de déterminer la sécrétion d'une bile redevenue normale.

C'est Vichy qui spécialise le traitement de cette affection, également traitée à Vals. Cependant on doit reconnaître que, chez certains sujets, un traitement énergique, comme celui dé Vichy, réveille et ramène plus fréquentes les coliques hépatiques; dans ce cas, des eaux plus douces seront plus en rapport avec les constitutions moyennes et anémiées; on aura alors recours aux eaux de Pougues, Sermaize (laxative), Bourbon-Lancy, Montmirail (source Verte).

On se servira des eaux de Martigny, de Contrexéville, chaque fois que l'on aura besoin d'une eau minérale faible, ayant une action dynamique à cause de la quantité d'eau ingérée, plutôt qu'une action chimique comme Vichy, Vals, Carlsbad, etc.

Vittel, source salée, franchement laxative, sera utile dans les cas de lithiase biliaire avec constipation par suite d'atonie intestinale ou d'entérite sèche.

Furoncles. — Il est des circonstances, suivant Bazin, où l'éruption furonculeuse se reproduit avec une telle ténacité, se généralise tellement, qu'elle constitue une véritable manifestation diathésique. Chez les sujets lymphatiques, scrofuleux, la Bourboule (chloro-bicarbonatées), Uriage (chlorurées sodiques) seront indiquées.

Goutte. — La goutte et son produit morbide le *tophus*, sont une des manifestations essentielles de la diathèse arthritique.

La goutte est toujours accompagnée de gravelle urique, mais la gravelle urique peut exister, sans que l'on constate des phénomènes de goutte.

C'est une diathèse qui s'affirme par des déterminations articulaires (articulations grandes et petites), par des douleurs erratiques musculaires ou tendineuses; elle est héréditaire, mais ne se manifeste que tard, vers l'âge adulte et s'étend dans la vieillesse. Elle se fixe en général sur les petites articulations, où elle laisse un dépôt d'urate de soude. Les dépôts tophacés qui se forment dans l'intérieur des organes sont composés de phosphate de chaux.

La goutte procède par accès.

Lorsque la goutte coïncide avec l'inflammation rhumatismale des grandes articulations, on désigne la maladie sous le nom de rhumatisme goutteux.

L'expérience a démontré, et tous les médecins sont unanimes sur ce point, qu'il y a contre-indication absolue des eaux sulfureuses, dans le traitement de la goutte.

Le goutteux, qui a des accès de goutte aiguë, peut avoir recours aux eaux minérales dans l'intervalle des crises; mais il faut avoir soin de ne commencer le traitement que lorsqu'il ne reste plus trace du dernier accès et lorsque rien ne fait soupçonner le retour offensif de la maladie.

Quand l'accès est franc, que la gravelle urique est abondante, que le sujet est sanguin, Vichy est indiqué avant toute autre station.

Si le sujet est anémié, excité : Royat (source Saint-Mart, fontaine des goutteux).

Si le malade est lymphatique et même scrofuleux, Bourbon-l'Archambault.

Dans ce cas, il arrive que la Bourboule (chlorurée bicarbonatée) dont la minéralisation est atténuée, réussira mieux chez les sujets chloro-anémiés. Choussy, lui-même, nous a bien souvent cité des cas où ces eaux avaient été efficaces, là où les eaux chlorurées sodiques pures avaient dépassé le but.

Si l'on a à traiter des goutteux névropathes, Néris est indiqué, ainsi que Luxeuil, Evaux, Dax.

A l'étranger, les goutteux sont dirigés sur Carlsbad (chlorurée sulfurée sodique), Aix-la-Chapelle (chlorurée sulfurée), et Wiesbaden (chlorurée sodique arsénicale).

Goutte chronique, atonique, goutte blanche.

La période aiguë est passée, la goutte ne présente plus de caractère inflammatoire, les déterminations sur le tube intestinal s'accentuent; il y a dyspepsie, nausées, constipation opiniâtre ou diarrhée; l'état général devient mauvais, les raideurs articulaires arrivent, les *tophi* apparaissent, ou augmentent rapidement en nombre et en gravité, si quelques-uns étaient déjà survenus dans la période précédente. Ces dépôts articulaires déterminent des ulcérations de la peau.

« Ces gouttes chroniques finissent toujours par devenir « cachectisantes; il survient de l'anémie avec atonie di-« gestive et tendance hydrémique. Vichy est alors abso-« lument contre-indiqué » (DURAND-FARDEL). Contrexéville au contraire sera prescrit.

La *goutte mobile* est celle qui, ainsi que son nom l'indique, change fréquemment de place. L'état aigu n'a jamais été bien franc; elle se déclare souvent d'emblée chez les sujets affaiblis par les excès, le travail, et chez les vieillards; ses manifestations se portent tantôt sur une articulation, tantôt sur une autre ; elle frappe les muscles, les tendons, et souvent se fixe sur le parenchyme des organes essentiels, cerveau, cœur, estomac, etc. ; elle met, en ce cas, la vie en danger.

Lorsqu'il y a anémie profonde chez des sujets déprimés, les eaux bicarbonatées chlorurées ferrugineuses lithinées de Royat, de Sylvanès (Aveyron), de Barbotan et ses boues (Gers), de Rennes (Aude), de Luxeuil (ferromanganésiques), seront de la plus grande utilité.

Chez les goutteux anémiés, névropathes très excités, Néris, Bains, Evian.

Si, au contraire, l'état général est bon, et qu'il faille combattre les raideurs articulaires, les empâtements périarticulaires, les *tophi* en grand nombre, et que la période inflammatoire soit absolument passée, on aura recours aux chlorurées sodiques, Bourbonne, Bourbon ou aux chlorurées bicarbonatées, Saint-Nectaire.

En Allemagne, ces goutteux seront dirigés sur Wiesbaden ou Tœplitz.

Contre les déterminations articulaires ou périarticulaires chez les malades dont l'état inflammatoire a disparu depuis longtemps, les boues de Dax ou de Saint-Amand.

Contre-indications. — Evian est contre-indiqué chez les goutteux gras.

Gravelle.—La gravelle est le résultat d'un trouble, dont la nature nous est inconnue, dans les fonctions du rein.

La gravelle est formée soit par l'acide urique, soit par l'oxalate de chaux, soit par le phosphate de chaux.

La gravelle urique est rouge et de beaucoup la plus commune. Les graviers oxaliques (oxalate de chaux) sont bruns, noirâtres, mamelonnés (calculs muraux), très durs, insolubles à froid dans les acides.

La gravelle de cystine est de couleur jaune. La gravelle phosphatique n'est qu'un accident du catarrhe de la muqueuse vésicale (phosphate ammoniaco-magnésien, gravelle grise; phosphate de chaux, gravelle blanche).

Lorsque les gravelles urique ou oxalique sont en poussières fines, leur expulsion n'amène aucun trouble apparent dans l'économie; on ne remarque ni fièvre ni douleur.

Dans d'autres cas, la gravelle se présente sous forme de petits graviers, qui, pour être expulsés, produisent dans tout le trajet qu'ils parcourent, des douleurs quelquefois intolérables. Lorsque le calcul est tombé dans la vessie, les douleurs cessent, le plus souvent comme par enchantement; pourtant le malade, à un sentiment de pesanteur, de gêne, qu'il éprouve dans la région de la vessie, sent bien que le calcul n'est pas expulsé. Le trajet de l'urèthre est quelquefois très douloureux.

Il y a donc deux indications à remplir : 1° agir sur la gravelle à mesure qu'elle se forme, la dissoudre pour qu'elle soit entraînée facilement par l'urine.

2° Agir sur toute l'économie en général et surtout sur les reins, pour faire cesser les troubles trophiques qui produisent la gravelle.

C'est aux alcalins qu'il faut s'adresser pour agir sur la production de la gravelle; les eaux alcalines n'agissent pas seulement en ce cas comme palliatif, mais comme agent curatif, en s'adressant à la cause de cette production morbide.

Les alcalins forment avec l'acide urique, un urate de soude beaucoup plus soluble que l'acide, et qui est éliminé avec la plus grande facilité par les urines qui le tiennent en dissolution. Puis, l'activité fonctionnelle imprimée par ces eaux, aux reins, finit par en modifier la sécrétion.

Si la gravelle urique n'est pas accompagnée de goutte, si la santé n'a éprouvé aucun trouble sérieux, que le sujet soit ou non rhumatisant, on peut employer non seulement les bicarbonatées sodiques : Vichy, Vals, le

Boulou, qui peuvent en cette circonstance être trop fortes, mais aussi et surtout, les bicarbonatées mixtes : Saint-Alban (froide), Sail (froide), Celles, bicarbonatées calciques; Royat, bicarbonatées chlorurées sodiques; Pougues, bicarbonatées calciques; Contrexéville, bicarbonatées sulfatées, Vittel et Capvern.

On ne doit pas oublier qu'avec toute eau minérale où se trouve la soude (pour former l'urate de soude), la médication sera efficace. La Preste, Molitg, Olette, sulfureuses sodiques dégénérées, réussiront bien, surtout lorsque la gravelle est accompagnée de coliques néphrétiques.

Les eaux d'une source de Cauterets (Mauhourat) sont très salutaires dans cette affection; elles contiennent de la soude et de l'acide silicique : dès le troisième ou quatrième jour de leur emploi, l'acide urique se trouve en abondance dans les urines. Nous ne pouvons passer sous silence l'effet des eaux de Forges, très diurétiques, qui, en réveillant l'action expultrice des plans musculaires des organes uropoiétiques, font rendre des quantités notables d'acide urique.

Lorsqu'il y a dysurie, La Preste, Molitg, Olette, Mauhourat, Forges-les-Eaux, devront être indiquées de préférence à Vichy.

Les eaux de Contrexeville, de Martigny, seront employées lorsque l'action chimique devra faire place à l'action dynamique, et que l'on cherchera à obtenir un lavage de l'appareil uropoiétique.

Lorsque la gravelle urique coexiste avec la goutte : Martigny. Royat sera employé dans la gravelle urique chez les sujets arthritiques goutteux, profondément débilités, surexités; Vichy chez les graveleux sanguins.

Evian sera très bien supporté par les graveleux, goutteux ou non goutteux, excités et excitables.

Chez les graveleux sanguins, avec constipation opiniâtre : Aulus. A l'étranger, Carlsbad, dans la gravelle urique, est très énergique et très efficace; il est contre-indiqué dans la gravelle phosphatique.

Ischia, surtout Olmitello, pour la gravelle urique, Castellamare de Stabia pour la gravelle urique liée à un trouble des fonctions stomacales avec constipation.

Gravelle phosphatique ou catarrhale. — Sa coloration est d'un blanc gris : elle est combattue par la médication du catarrhe vésical dont elle est une manifestation ultime : la Preste et Contrexeville. Les eaux sulfurées sodiques dégénérées sont mieux supportées que les bicarbonatées sodiques.

Les bicarbonatées calciques : Pougues.

Les alcalines faibles : Saint-Alban, Evian, Capvern, Ems.

Les chlorurées sodiques contre la constipation : Châtel-Guyon.

Les eaux gazeuses : Saint-Galmier.

Chez les vieillards et les débilités, les ferrugineuses : Cransac, Bussang, Orezza, Passy.

Herpétisme. — L'herpétisme est une diathèse, qui comporte l'usage d'eaux minérales, dont la spécialisation est justifiée par des succès obtenus, dans les manifestations dermatologiques les plus diverses et les plus opposées. Comme toutes les applications hydrominérales dans les affections de la peau ont été indiquées à l'article *Dermatose*, nous y renvoyons le lecteur.

Intestin (Maladies de l').

Atonie. — Le défaut de contractilité de la tunique musculaire de l'intestin, la lenteur et la difficulté de la digestion intestinale, sont souvent le point de départ de désordres graves, soit généraux, soit locaux. Cette atonie s'accompagne le plus souvent de diarrhée intense et fréquente, qui ne tarde pas à épuiser le malade.

Les eaux bicarbonatées faibles, celles qui contiennent

de la chaux : Pougues; ou les bicarbonatées mixtes, conviendront, surtout si le sujet présente une des trois diathèses arthritique, syphilitique, ou herpétique surtout. S'il n'est pas goutteux, les eaux de Mauhourat (Cauterets) seront promptement efficaces; elles relèvent les fonctions digestives, et ramènent l'appétit.

Entérite chronique, caractérisée par des douleurs fixes sur le trajet du gros intestin, par des coliques suivies de diarrhée séreuse.

Les eaux à faible minéralisation : Evian, surtout si la diarrhée est ancienne; Plombières, Cambo, Bagnères-de-Bigorre et leurs sources ferrugineuses.

Les sources arsenicales sont contre-indiquées.

Chez les lympathiques, les scrofuleux, les rhumatisants non goutteux, dont la diarrhée est très ancienne et très fatigante, si ces sujets sont déprimés, la source de Mauhourat (Cauterets). Les eaux de Mauhourat ne seront employées qu'à la condition que le tissu de la muqueuse gastro-intestinale soit intact. Les ulcérations intestinales contre-indiquent l'emploi de cette source.

Névrose et névralgies. — L'entéralgie est caractérisée par des douleurs plus ou moins vives, souvent sans fièvre, occupant la région ombilicale, par des borborygmes revenant par accès et souvent suivis de diarrhée passagère. Elles sont fréquemment liées aux diathèses arthritique et rhumatismale. Les sulfurées et chlorurées fortes sont contre-indiquées; on s'adressera aux eaux de Plombières surtout; à Néris, Bains, Ussat, Dax, Bourbon-Lancy, Saint-Sauveur, Gréoulx, Foncaude.

S'il y a anémie et excitation : Royat, Lamalou, Luxeuil.

Diarrhée chronique séreuse ou glaireuse avec météorisme du gros intestin. — Avec amaigrissement et affaiblissement général, sans altération du tissu muqueux : Evian, chez les excités et chez les anémiés; Cauterets,

(Mauhourat) chez les lympathiques, les scrofuleux, les syphilitiques, les rhumatisants. Celles chez les arthritiques.

Dysenterie. — Il ne peut être question que de la dysenterie chronique. Les médecins ne sont pas encore complètement fixés sur la thérapeutique hydro-minérale à employer contre cette affection. On a conseillé Vichy, surtout dans la dysenterie qui accompagne la cachexie paludéenne ; on a conseillé également Foncaude, Olette, et Bagnoles de l'Orne.

Il nous semble que, si le sang a disparu des garderobes, si le tenesme n'existe plus, les eaux d'Evian, qui constipent et ont une action si prompte et si efficace sur la tunique musculaire gastro-intestinale, pourront rendre d'utiles services. Ses sources ferrugineuses viendront en aide à l'action de ses sources alcalines ; Celles chez les arthritiques.

Entérite pseudo-membraneuse. — Nous devons constater ici que les eaux de Mauhourat ont déterminé chez une malade atteinte d'entérite pseudo-membraneuse un soulagement très notable qui se soutient, alors que d'autres eaux minérales avaient été absolument inefficaces.

Entérite chronique sèche avec météorisme et trajet de la douleur au niveau des colons. — Les eaux purgatives : Montmirail (source Verte), les sulfatées calciques : Aulus, Capvern, etc.

Laryngite. — Voir *Angine* et *Bronchite catarrhale*.

Maladies chirurgicales. — Par maladies chirurgicales, nous entendons les suites des vieux traumatismes. Lorsque la lésion est récente, l'inflammation qui règne, soit dans la lésion elle-même, soit dans les tissus circonvoisins, interdit absolument l'emploi des eaux minérales. Mais il n'en est pas de même, lorsque la lésion ancienne a déterminé des accidents consécutifs qui ne guérissent pas; les eaux ont donc, dans ces cas, tantôt en excitant les plaies atoniques, les trajets fistuleux, etc., tantôt en rendant à la circulation capillaire toute son énergie, la propriété de restituer aux tissus la vitalité et l'activité nécessaires pour la cicatrisation des plaies et la résolution des engorgements.

C'est donc aux eaux excitantes que l'on devra s'adresser dans toutes les affections consécutives aux vieux traumatismes.

Mais c'est justement à cause de l'action excitante des eaux sur les tissus malades, qu'il est nécessaire de bien connaître la constitution et la susceptibilité du sujet, ainsi que la nature de la lésion. N'a-t-on pas vu des épanchements devenir purulents chez des arthritiques dirigés sur une station thermale, alors qu'ils avaient encore de l'eau dans l'articulation malade ?

Les indications et contre-indications des eaux minérales dans les affections chirurgicales, ont été précisées par le docteur Eugène Rochard dans son ouvrage *Les Eaux minérales dans les affections chirurgicales*. L'auteur, s'appuyant sur un grand nombre de faits, et sur des chiffres officiels, tire des observations qu'il donne, des conséquences pratiques et précieuses à connaître.

Ankylose. — Dans les ankyloses anciennes, les eaux n'auront aucune action. La cavité a disparu, les surfaces articulaires des deux os sont réunies l'une à l'autre par des adhérences multiples et intimes. Il n'y a donc rien à attendre d'une saison thermale.

Si l'ankylose est récente, si elle n'est pas complète, si l'épaississement de la synoviale n'est que partiel, si, malgré l'empâtement léger péri-articulaire, la peau, les muscles et le tissu cellulaire ne sont que peu intéressés, les eaux minérales peuvent rendre des services.

Les ankyloses, succédant à une arthrite relativement récente, ou bien, celles qui ont été causées par un traumatisme (fractures, contusions, coups de feu), donneront par le traitement thermal un grand nombre de succès (Eugène ROCHARD).

Ces malades sont dirigés sur Barèges, Evaux, Amélie, Bourbonne, Dax, toute trace d'inflammation ayant disparu.

Entorse. — Dans les suites de l'entorse simple avec empâtement péri-articulaire léger, douleur provoquée par la marche, on prescrira les eaux de Bagnols (Lozère), Bourbonne, Chaudesaigues, Bourbon-l'Archambault, si le malade est déprimé; s'il est excité, Néris; si la raideur articulaire, la gêne dans la marche persistent, les boues de Dax.

Dans l'entorse avec lésions graves, large déchirure de la synoviale, épanchement sanguin intra et péri-articulaire, déchirure ou distention des ligaments, écartement des mortaises, si le malade, après le traitement classique, ne peut se servir de son membre, si les tissus sont œdématiés, les mouvements difficiles, et que l'on ne trouve aucun symptôme inflammatoire, on aura recours aux bains de Barèges, Bourbonne, Bourbon-l'Archambault.

Luxations. — A la suite de la réduction d'une luxation et à la sortie de son appareil, le malade éprouve de la gêne dans le jeu de l'articulation, les mouvements ne sont pas complètement revenus, il reste de la douleur : dans ce cas on ne doit pas hésiter à envoyer le malade aux eaux.

Amélie, Balaruc, Aix-en-Savoie, Bourbonne-les-Bains, si le malade est déprimé. — Néris, si le malade est excité. — Les boues de Dax.

Hydarthroses. — Les hydarthroses rhumatismales guérissent à Bourbonne; les hydarthroses spontanées résistent à ce traitement thermal; les hydarthroses traumatiques sont soulagées à Barèges et à Bourbonne.

Fractures. — Dans les fractures simples, le traitement thermal n'aura d'utilité que pour rendre au membre sa vigueur. Dans les pseudarthroses, les eaux seront inutiles. Dans les fractures compliquées, lorsque la peau a été perforée, les muscles déchirés, que les fragments sont multiples, qu'il y a eu abcès profond avec nécrose et ostéite, Barèges et Bourbonne seront indiqués à la condition toutefois que toute trace d'inflammation ait disparu.

Blessures. — Lorsqu'une blessure par instrument piquant, tranchant ou contondant, a laissé après elle des troubles fonctionnels, de la raideur, de la gêne dans les mouvements ou de la douleur, Bourbonne, Barèges, Aix, Bourbon-l'Archambault, Amélie-les-Bains, Bagnères-de-Luchon seront très efficaces.

Coups de feu. — Les blessures par coups de feu sont soignées à Barèges, Bourbonne et Bourbon-l'Archambault.

Ulcères. — Les ulcères scrofuleux sont améliorés à la Bourboule, à Bourbonne et à Bourbon-l'Archambault.

Les ulcères calleux et atoniques marchent rapidement vers la guérison à Barèges.

Les ulcères variqueux qui guérissent si bien et si rapidement aux eaux sulfurées (Barèges), s'aggravent au contraire par les eaux chlorurées-sodiques.

Névralgie. — La névralgie est caractérisée par la douleur et par la rémittence. Lorsque la névralgie est aiguë, les eaux minérales sont contre-indiquées ; mais dans les névralgies chroniques, elles rendent de grands et nombreux services.

On devra donc ne les prescrire que le plus loin possible du dernier accès, et si aucun symptôme n'annonce le prochain retour d'une nouvelle crise.

Dans toutes les formes de névralgies, les eaux faiblement minéralisées seront recherchées; les eaux minérales fortes feraient revenir l'état aigu.

La névralgie *a frigore*, qui est la plus fréquente, peut exister indépendamment de toute diathèse. Les bains tempérés des eaux oligo-métallisées sédatives amèneront un prompt soulagement : Plombières, dans les viscéralgies gastro-intestinales ; Néris, dans les névralgies rhumatismales qui ont un siège fixe : sciatique, lumbago, névralgies intercostales ; Bains, dans les névralgies rhumatismales de l'utérus et en général de l'appareil génito-urinaire, des grandes lèvres, des marges de l'anus ; Dax, dans les rhumato-névralgies musculaires ; Luxeuil, dans les cas de névralgie chez les anémiés ; elles s'adressent aussi aux malades atteintes de névralgie utérine ainsi que Saint-Sauveur et Ussat.

Lorsque ces névralgies existent chez un diathésique, les eaux spéciales à cette diathèse feront disparaître la névralgie.

Aux arthritiques atteints de névralgie : Vals, Royat.

Aux lymphatiques scrofuleux : Bourbon-Lancy. La Bourboule.

Lorsque la névralgie est localisée et superficielle, les douches et bains d'acide carbonique à Vichy, Royat, Saint-Alban. Contre les névralgies multiples, profondes, utérines, viscérales, chez les anémiés, les bains de César + 28° (Royat).

Obésité. — L'obésité a pour cause un vice de nutrition qui produit l'hypertrophie et l'accumulation du tissu adipeux sous la peau, et dans toutes les parties du corps.

Le tissu adipeux s'accumule surtout sous la peau du ventre, au dos, aux hanches, à la région des seins ; à l'intérieur, il entoure le larynx, les poumons, le foie, l'intestin, et s'il envahit le tissu musculaire du cœur, il constitue un danger redoutable.

Nous n'avons pas ici à décrire les différents régimes

indiqués contre l'obésité; il nous suffit de signaler les eaux minérales qui conviennent dans ce cas.

En Allemagne, la cure se fait à Marienbad (Kreuzbrunnen, et le Ferdinandsler), mais l'insuffisance de l'alimentation entre, suivant Gübler, pour une grande part dans les résultats obtenus.

En France, nous avons à opposer à cette maladie : Vichy d'abord; mais Vichy a l'inconvénient de ne pas avoir de source purgative; puis Brides, où l'obésité et la pléthore abdominales sont combattues avec succès. Ce sont les travaux du docteur Philbert qni nous ont fait connaître l'action de cette eau sulfatée, chlorurée, sodique, magnésienne et calcique. Ces eaux sont purgatives et toniques.

A l'usage interne de l'eau de Brides, le docteur Philbert joint la sudation obtenue par le séjour dans les étuves.

Les eaux purgatives sulfatées sodo-magnésiennes doivent également avoir une influence sur la formation du tissu adipeux.

Ozène. — Voyez *Rhinite.*

Paralysie. — La paralysie avec lésions des centres nerveux est d'origine cérébrale ou consécutive à une lésion de la moelle épinière.

La paralysie qui reconnaît pour cause l'apoplexie ou l'hémorrhagie cérébrale, sera améliorée par la médication hydrominérale. Tant que dure la période aiguë qui suit la formation du caillot, les eaux sont contre-indiquées, mais dès que la lésion cérébrale est entrée dans la période de réparation, on s'adressera avec succès aux eaux minérales.

Tout le monde est d'accord aujourd'hui, pour reconnaître l'action réelle et efficace des eaux chlorurées sodiques fortes, pendant la période de réparation.

On s'adressera de préférence à Balaruc, Bourbonne, Bourbon-l'Archambault, Lamotte et Niederbronn.

Lorsque les lésions cérébrales auront disparu et que l'on n'aura plus qu'à ramener le mouvement et la sensibilité, c'est-à-dire à chercher à rappeler les fonctions abolies complètement ou en partie, on s'adressera aux eaux plus faibles : Bourbon-Lancy, Néris, Plombières, Luxeuil. Les douches devront être évitées autant que possible, ou si elles sont prescrites, ce sera avec la plus extrême prudence et en en surveillant l'administration.

Paralysie d'origine rachidienne. — L'état aigu dans les affections rachidiennes contre-indique l'usage des eaux minérales. Lorsque l'état aigu est tombé et que l'on n'a plus affaire qu'aux troubles de la motilité et de la sensibilité, les eaux thermales, par l'excitation produite par leur composition chimique et leur thermalité, amèneront souvent des résultats inespérés.

Les eaux chlorurées fortes et sulfureuses, par leurs propriétés reconstituantes et altérantes, agiront sur l'économie générale et sur les réseaux capillaires et nerveux en réveillant leur suractivité, en déterminant la diaphorèse, et en faisant révulsion par la balnéation : Balaruc, Bourbonne, Bourbon-l'Archambault, Lamotte, Barèges, Luchon, Wiesbaden, Schinznach. Le docteur Lhéritier, à Plombières, a réussi à guérir des paralysies dépendant de déviations ou de caries vertébrales ; des eaux plus faiblement minéralisées, mais agissant par leur température auront une action salutaire : Tœplitz, Wilbad, Gastein, Pfeffers, Loesche.

En France : les sulfatées, Evaux, Miers, Bagnères-de-Bigorre, Ussat, Bagnoles, Aulus, Aix en Savoie, Mont-Dore, Plombières, Néris, Bourbon-Lancy, Luxeuil, Chaudesaigues.

Paralysie rhumatismale. — La paralysie rhumatismale dépend souvent d'une action *a frigore*. Celle-là réclame l'intervention des hautes thermalités.

Si l'action excito-motrice des nerfs sensitifs n'est pas

complètement abolie, il faut avoir recours aux eaux faibles : Néris, Luxeuil, Plombières, Bourbon-Lancy, Mont-Dore, Chaudesaigues.

Paralysie syphilitique. — Voyez *Syphilis.*

Paralysie métallique. — Les paralysies dues à l'intoxication lente par les mercuriaux, les sels plombiques ou arsenicaux, réclament les eaux à haute thermalité. On s'adressera aux eaux sulfureuses : Ax, Cauterets, Luchon, Aix en Savoie, le Vernet; ou bien aux chlorurées-sodiques : Balaruc, Bourbon-l'Archambault, Plombières, Uriage, etc.

Paraplégie traumatique. — Les paralysies causées par un traumatisme, et surtout celles qui surviennent à la suite d'un accouchement long, pendant lequel la tête du fœtus aura exercé des pressions sur le bassin, seront traitées par les eaux thermales faibles : Bourbon-Lancy, Néris, Luxeuil.

Le professeur Liebold a fait une spécialisation des eaux de Tœplitz (Bohême), dans les paraplégies survenant chez la femme à la suite d'un travail long et pénible.

Paralysie infantile. — Balaruc serait spécialisé dans ces cas, suivant les observations de Lebret, rapportées par Durand-Fardel. Ces eaux auraient même une action prompte et décisive ; à ces eaux nous ajouterons Bourbon-Lancy.

Paralysie localisée. — On désigne sons ce nom, le défaut de contractilité musculaire qui n'a pas son origine dans une lésion des centres nerveux, qui n'est pas sous la dépendance d'une diathèse, et qui n'affecte que les parties soumises à l'action du nerf malade. La paralysie des organes des sens, vue, ouïe, odorat, sont des types de paralysies localisées (ROUBAUD).

Tous les nerfs du corps peuvent être paralysés ; les plus communément malades sont les nerfs de la face.

Les eaux chlorurées faibles et les eaux sédatives de Néris, de Plombières, de Bourbon-Lancy en douches.

Paralysie de cause hystérique. — Les paralysies névropathiques réclament les eaux faibles et sédatives de Plombières, de Néris, de Bains, d'Ems, de Saint-Sauveur, de Molitg et d'Olette.

On a recommandé Barèges dans la paraplégie hystérique.

Paralysie par épuisement. — Les paralysies qui succèdent aux fatigues, aux veilles, aux excès vénériens, trouveront une médication appropriée à Balaruc, Bourbon-Lancy, et, pour les malades très excités, à Plombières, Néris, Luxeuil.

Paralysie consécutive aux fièvres graves. — Si la maladie, cause de la paralysie, est récente, on doit s'adresser aux sources faibles pour ne pas réveiller la cause : Néris, Plombières, Bourbon-Lancy, le Mont-Dore, suffiront. Si, au contraire, la cause remonte à une époque éloignée, si l'on n'a pas à craindre le réveil de l'affection mère, on aura recours aux eaux de Balaruc, Bourbonne, Bourbon-l'Archambault, Lamotte, Uriage.

Paralysie sénile. — Les eaux de Balaruc agissent sur les vieillards, en leur rendant momentanément la contraction du tissu musculaire, qui tend à s'affaiblir dans les sphincters, dans les muscles des membres inférieurs, etc.

Phthisie. — Si les eaux minérales sont absolument impuissantes contre le tubercule, il n'en est pas de même contre les états secondaires qui précédent, accompagnent ou suivent son évolution, les congestions, les indurations, les infarctus, le catarrhe pulmonaire, etc...

Certaines phthisies greffées sur des lymphatiques, sur des individus à tempérament sanguin, sur des constitutions malheureuses, seront enrayées par suite des modifications générales que subit l'organisme (ROTUREAU).

Aux lymphatiques, lorsque la maladie a la forme torpide, les Eaux-Bonnes conviendront; on adressera au Mont-Dore (oligo-métallisées), les malades chez lesquels l'état catarrhal domine, et qui ont des tendances à l'état fluxionnaire, à l'hémoptysie.

A la Bourboule, chlorurées-bicarbonatées, les scrofuleux, les lymphatiques éréthiques.

A Royat, les phthisiques avec prédominance du catarrhe, antécédents goutteux, rhumatismaux, les excités et excitables.

A l'étranger, Ems avait la réputation d'empêcher l'évolution du tubercule ; ces eaux agiront comme Royat contre les accidents secondaires, mais pas plus qu'à Royat, la marche du tubercule ne sera enrayée à la suite d'une cure à Ems.

Polysarcie. — Voyez *Obésité.*

Reins (Maladies des reins).

La néphrite calculeuse chronique comporte l'usage des eaux minérales. Si les symptômes d'inflammation ont disparu ou sont peu sensibles, on aura recours aux eaux de Martigny, à base calcique faible, pouvant être ingérées en grande quantité, à Contrexéville, la Grande-Source, Vittel, Capvern; ces eaux agissent en lavant les organes uro-poiétiques, et en entraînant au dehors les calculs et graviers.

Dans les néphrites congestives : Contrexéville, Aulus, qui communiquent à l'appareil uropoiétique une grande force pour expulser les calculs ; Vichy (Célestins); il ne faut manier l'eau de cette source qu'avec une grande prudence, car elle peut donner lieu à des coliques et à de l'hématurie. Nous devons ajouter que, suivant Durand Fardel, une fois ces accidents passés, on aura souvent avantage, pour faire disparaître les accidents uriques, manifestation de l'arthritisme, à revenir à l'eau des Célestins, chez les sujets sanguins congestionnés non constipés, pour combattre la diathèse.

Dans la néphrite calculeuse avec éréthisme : Evian.

Saint-Alban agit par ses bicarbonates comme diurétique, chez les débilités par son fer, et chez les dyspeptiques par son gaz acide carbonique. Prises en bains, ces eaux, diminuant la sécrétion des muqueuses et la perspiration cutanée, augmentent par conséquent la diurèse dans des proportions remarquables.

Vals et ses sources vivaraises, qui indiquent par des numéros leur degré de minéralisation en bicarbonate de soude, rendront de très grands services par la gamme qu'elles présentent.

Royat, bicarbonatée chlorurée, type de la médication atténuée, sera très utile chez les anémiés, les débilités, les enfants ; ces eaux (César) ont un effet puissant, grâce à l'action combinée des bicarbonates et des chlorures dissolvant les graviers, qui sont entraînés par l'urine.

Dans les cas d'engorgement lymphatique de l'appareil urinaire : Cestona (Espagne). Les eaux de Malvern (Worcester) ont été comparées aux eaux d'Evian. Très faiblement minéralisées, elles conviennent aux sujets éréthiques, aux délirants uréthraux, et en général, aux sujets chez lesquels on doit éviter avec soin toute excitation locale.

Rhinite chronique. — On désigne sous ce nom l'inflammation chronique de la muqueuse qui tapisse les fosses nasales.

La rhinite aiguë ou coryza vient à la suite d'un refroidissement ou d'une impression de froid. Les causes les plus fréquentes sont le froid aux pieds et le froid qui vient frapper sur la tête alors que les cheveux commencent à tomber.

Si la cause se répète souvent, les coryzas qui se succèdent, finissent par laisser la muqueuse dans un état sub-inflammatoire constant, qui passe à l'état aigu sous la moindre influence contraire.

La rhinite chronique simple disparaît facilement par l'action des eaux minérales.

Si le sujet est sanguin et rhumatisant, Vichy, source l'Hôpital +30, en boissons et en irrigations nasales.

Si le sujet est déprimé, rhumatisant non goutteux, Enghien, Pierrefonds; et si la dépression est très accentuée : Cauterets (La Raillière). A chacune de ces sources on joindra à l'usage interne, les irrigations nasales avec l'eau thermo-minérale.

Le plus souvent, la rhinite chronique est sous la dépendance d'une diathèse; si elle existe chez les lymphatiques à un degré léger et chez les herpétiques, la rhinite sera promptement et heureusement modifiée, chez les sujets excités, par les eaux de la Bourboule et du mont Dore; chez les sujets débilités et déprimés, par les eaux sulfatées-calciques : Enghien, Pierrefonds; ou par les eaux sulfurées dégénérées : Cauterets, Luchon ; usage interne et irrigations nasales avec l'eau minérale.

Pour certains malades susceptibles, l'eau minérale chaude de Cauterets, de Luchon, sera préférable aux eaux minérales froides.

Chez les lymphatiques prononcés, et chez les sujets scrofuleux, lorsqu'aux symptômes ordinaires : épaississement de la muqueuse, écoulement muqueux, viennent s'ajouter d'autres symptômes caractéristiques qui nécessitent un autre traitement, il est nécessaire d'avoir recours à d'autres eaux minérales.

Dans ces cas, la rhinite chronique se complique d'ozène, c'est-à-dire d'une odeur fétide, qui s'exhale des narines; un écoulement muco-purulent apparaît, la muqueuse s'épaissit de plus en plus, s'ulcère en certains endroits, et souvent les os se carient; le malade, en se mouchant, détache des croûtes épaisses, verdâtres, purulentes, qui entraînent avec elles des fragments nécrosés des os du nez.

La rhinite chronique avec ozène se montre chez les lymphatiques prononcés, et chez les scrofuleux, vers la seconde enfance; elle est souvent guérie à l'adolescence.

Cette affection réclame un traitement énergique; elle trouve un soulagement prompt et souvent la guérison, dans l'usage des sulfurées-sodiques bromo-iodurées : les eaux de Challes, usage interne, bains et lavages réitérés des narines avec l'eau minérale.

Les observations du docteur H. Cazalis, alors inspecteur de la station de Challes, laissent peu de doute sur l'efficacité de ces eaux dans les cas de rhinite.

Chez les arthritiques sanguins : Vichy, source l'Hôpital.

Chez les arthritiques anémiés et surexcités : Royat, source Eugénie; boisson et irrigations nasales. Le docteur Durand-Fardel préconise dans la rhinite chronique, les injections de gaz acide carbonique dans les narines.

La rhinite syphilitique apparait à l'âge adulte et fait de rapides progrès, si sa nature est méconnue; Luchon, Cauterets, et l'emploi simultané de l'iodure de potassium ou des mercuriaux, en ont facilement raison; chez les scrofuleux syphilitiques, les chlorurées-sulfurées sont plus spécialement indiquées, ainsi que les sulfatées calciques, Aulus, chez les syphilitiques sanguins ou congestionnés.

Cette médication peut être continuée par le malade à son retour chez lui; il suffit pour cela de prendre de l'eau des sources indiquées plus haut, et de faire avec l'eau choisie, deux fois par jour, des irrigations nasales au moyen du siphon de Weber. L'eau minérale devra être réchauffée au bain-marie et rapprochée autant que possible de la température qu'elle présente à la source.

Nous n'aurions peut-être pas parlé de la rhinite chronique, si pour certains malades, elle n'était le point de départ de leurs accès de bronchite catarrhale et de leur asthme.

Le plus léger refroidissement, la moindre impression de froid réveille la sub-inflammation de la muqueuse nasale, la poussée aigüe survient, se propage à la muqueuse pharyngo-laryngienne, et de là gagne les bronches.

Rhumatisme. — Voyez *Diathèse rhumatismale.*

Scrofule. — La scrofule est une maladie constitutionnelle non contagieuse, le plus souvent héréditaire, qui affecte l'économie toute entière, et se manifeste par des déterminations cutanées, muqueuses, séreuses, ganglionnaires et osseuses, toutes particulières.

Si l'on a pu dire que le tubercule ne se développe que chez le scrofuleux, on ne peut pas dire que tout scrofuleux soit fatalement tuberculeux.

Cette diathèse se développe régulièrement, et son développement peut se diviser en trois périodes, à chacune desquelles correspondent des indications thérapeutiques différentes, mais définies.

Première période : Correspond à la première enfance; la scrofule est encore en puissance. Le petit scrofuleux a la peau blanche, souvent fine, les pommettes plaquées de rouge, les cheveux châtains ou blonds, les lèvres grosses et épaisses, les paupières portant des traces de blépharite ciliaire chronique; petites glandes sous-maxillaires; la poitrine est peu développée, le ventre gros, les chairs molles et flasques, les membres sont grêles, les articulations grosses, faisant contraste avec la maigreur des membres, les doigts boudinés, sujets aux engelures.

A cette période, l'air humide de la mer, le bain de mer chaud, ou le bain de mer sur des plages sablonneuses, lorsque la lame est douce et ne donne pas de fortes secousses; Prefailles et sa source ferrugineuse, les Sables d'Olonne, Royan, Arcachon et sa forêt de pins, Biarritz et sa source ferrugineuse, Saint-Jean-de-Luz, et les plages de Menton, de La Condamine, de Cannes, de Marseille (Roucas-Blanc), de Cette. Le petit malade pourra, avec avantage, prendre des bains de sable, la tête bien abritée du soleil; on le laissera courir pieds nus sur la plage. L'usage de l'eau de mer à l'intérieur est souvent d'un grand secours.

La deuxième période comprend la seconde enfance et l'adolescence. Si, jusqu'à ce moment le traitement par l'atmosphère marine, les bains de mer, etc., étaient suffisants, la seconde période réclame impérieusement l'emploi d'une médication plus énergique. Les manifestations actives se succèdent, se déterminent, sur les glandes : écrouelles; sur la peau : scrofulides; sur les muqueuses : catarrhes; sur les os : caries, et enfin sur les organes parenchymateux : tuberculose.

La médication chlorurée est la seule qui convienne à cette période. Les Allemands nous avaient précédé dans cette voie, et les succès obtenus à Nauheim (ROTUREAU), et à Kreuznach, par l'adjonction des eaux mères, ont engagé les thérapeutistes à combattre la scrofule par nos sources chlorurées. Rotureau a prouvé que nos eaux chlorurées ne le cédaient en rien, comme minéralisation, aux chlorurées allemandes.

Lorsque les travaux de Bazin, les leçons de Gubler, les observations de Guéneau de Mussy, eurent prouvé qu'à l'usage des sources chlorurées sodiques et des eaux mères, Salies, Salins, etc., venait s'ajouter l'efficacité des eaux chloro-bicarbonatées arsenicales, la Bourboule (médication atténuée), la thérapeutique française eut en main des moyens puissants pour combattre cette maladie, qui fait tant de ravage chez les adolescents.

Dans la seconde enfance, on adressera donc les malades qui les supportent bien, aux chlorurées sodiques fortes : Salins, Salies, où l'on emploie les eaux fortes; à

Bourbonne, à Bourbon-Lancy, à Lamotte, à Uriage, à la Bourboule.

A l'adolescence, lorsque les sujets sont moins résistants, que l'anémie est prononcée, la Bourboule, avec ses sources chloro-carbonatées arsenicales et ses sources ferrugineuses, est absolument indiqué.

C'est par l'usage de ces eaux prudemment administrées, que les chapelets ganglionnaires se fondent, que les fistules se cicatrisent, les tissus empâtés se dégorgent, les scrofulides s'arrêtent dans leur marche, toujours croissante jusque-là. Les suppurations anciennes, entretenues par les nécroses, se modifient, puis les séquestres s'éliminant, la suppuration disparaît. Les ulcères atoniques tendent à la cicatrisation, les sécrétions catarrhales se tarissent, l'économie toute entière se transforme.

A la troisième période, la marche de la scrofule se ralentit, elle est en état. C'est alors qu'interviendront avec fruit les eaux sulfureuses, avec leurs qualités stimulantes et reconstituantes, pour combattre les manifestations qui ont survécu à la période d'acuité, ou leur réapparition : catarrhe des muqueuses respiratoires, génitales, oculaires; dermatoses, indurations péri-articulaires; fistules, enfin menaces de tuberculose.

Luchon, Cauterets, Ax, Bagnols, Amélie, le Vernet, Olette, Eaux-Bonnes, Allevard, Saint-Honoré, s'adressent aux manifestations respiratoires; Barèges aux déterminations osseuses et articulaires.

L'emploi de ces différentes médications n'est autorisé qu'après la disparition complète de la période inflammatoire, ou alors que l'économie est habituée à la reproduction de ces manifestations. Si l'on craint un réveil de l'inflammation, on aura recours aux sulfurées calciques d'Euzet, de Cambo, d'Enghien, ou aux eaux chlorurées sulfurées d'Uriage et de Gréoulx.

Nous avons lu une observation de lupus, guéri par les eaux de Lacaune (Tarn); nous citons le fait pour mémoire.

Ainsi dans la scrofule, trois périodes à chacune desquelles correspond l'emploi d'une médication différente, mais précise.

Première période. — Période latente correspondant à la première enfance : médication marine.

Seconde période. — Période active, seconde enfance, adolescence : eaux chlorurées sodiques, médication atténuée, eaux chloro-carbonatées.

Troisième période. — Période d'état : Sources sulfureuses.

Si l'on craint le retour d'accidents inflammatoires : sulfurées-calciques ou chlorurées-sulfurées.

Stérilité. — Les eaux minérales n'ont aucune action sur la stérilité résultant d'une malformation des organes génitaux; mais elles ont une action très prompte sur certains états pathologiques de la matrice et du vagin. Le catarrhe de l'utérus, l'état subinflammatoire chronique de cet organe, accompagné d'empâtement des tissus péri-utérins, l'acidité du mucus vaginal, sont autant de causes de stérilité; ces causes disparaissant par l'usage des eaux minérales, la stérilité disparaît également.

Dans plusieurs cas où l'acidité du mucus nous semblait la seule cause de la stérilité, nous avons pu la faire cesser chez les jeunes femmes lymphatiques, par le séjour aux bords de la mer, et des injections avec l'eau de mer. Il sera souvent fort utile de faire précéder ce séjour à la mer, d'une saison à Forges, Spa, Luxeuil, à Cambo, au Petit-Saint-Sauveur ou à Bagnères-de-Bigorre (Le Foulon, le Salut).

Il va sans dire que pendant toute la durée du traitement, les rapprochements sexuels seront interdits.

Suivant les différents états pathologiques de l'utérus, les femmes seront dirigées sur Forges, Luxeuil ou Néris, si elles sont anémiées, névropathiques. Dans les empâtements diffus de la région péri-utérine, chez les sujets irrités et irritables : Bigorre (Le Foulon et le Salut) est indiqué.

Les eaux du Petit-Saint-Sauveur, à Cauterets, seront prescrites dans toutes les manifestations lymphatiques des organes génitaux, chez les sujets déprimés.

Dans notre pratique, nous avons eu l'occasion de rencontrer un certain nombre de femmes dont le col a une forme particulière; chez ces femmes, malgré tous les traitements hydrominéraux qui guérissaient du reste les affections diverses concomitantes : engorgement, sub-métrite, flueurs blanches, acidité du mucus, etc., la stérilité a toujours persisté. Nous voulons parler de ces cols petits, minces, presque effilés qui ont tout à fait l'aspect d'un pénis de chien; et cependant, chez la moitié de ces femmes, le canal cervical était perméable; chez d'autres, l'exploration n'a pas pu toujours être faite complètement, car la sensibilité de cet organe est extrême dans ces cas; la matrice semble être plus petite, moins lourde au bout du doigt qui l'explore, qu'à l'état normal.

Il nous a été jusqu'à présent impossible de nous rendre un compte exact de la cause de la stérilité dans ces cas; et si nous consignons ces faits, c'est pour que le médecin qui constatera cette forme du col en l'absence de toute autre affection utérine ou vaginale, épargne à la malade un séjour aux eaux minérales, séjour qui serait absolument inutile.

Syphilis. — Maladies syphilitiques.

Les eaux minérales n'ont pas d'action spéciale contre la syphilis, mais comme auxiliaires du traitement spécifique, elles sont d'un grand secours dans la thérapeutique de cette maladie. Tout le monde sait maintenan que l'administration des eaux sulfureuses, en facilitan l'élimination des composés mercuriels formés dans l'é conomie, permet de continuer le traitement, sans craint des accidents hydrargyriques.

Agissent-elles, ainsi que le croient généralement le malades, comme pierre de touche, et ont-elles seules l pouvoir de faire apparaître des manifestations cutanée et muqueuses qui décèlent la présence du virus dan l'économie?

Les bains de vapeur sulfureux, en produisant un forte diaphorèse, n'agissent pas autrement que les bain de vapeur ordinaires. En effet, par l'usage des bains d vapeur très rapprochés, tous les jours pendant troi ou quatre jours, nous avons pu obtenir des déterminations cutanées, qui ne laissaient pas de doute sur l'existence du virus. Dans ce cas, c'est donc la thermalité seule qui produit le résultat signalé.

Les eaux sulfurées, par leur action excitante spéciale leur action altérante, les chlorurées sodiques, par leu action reconstituante et fluidifiante, viendront en aide au traitement spécifique, qui doit être continué pendan leur emploi, mais ne peuvent le remplacer.

Les eaux sulfureuses, en éliminant les composés mercuriels, permettent de prolonger l'emploi du traitement sans crainte d'accident.

Par leur thermalité, ces eaux, comme les bains de vapeur, pourront appeler à la peau des déterminations précieuses, pour éclairer le praticien sur la marche à suivre.

Les principales eaux, auxquelles on s'adresse dans la syphilis et ses manifestations, sont :

Les sulfurées, Cauterets, Luchon, Aix (Savoie), Challes; les chlorurées sodiques sulfurées : Aix-la-Chapelle, où le mercure est employé sous forme de frictions; Uriage;

Les chlorurées sodiques : Kreuznach, Kissingen, Nauheim, Wiesbaden, Bourbonne, Balaruc; les sulfatées sodiques : Carlsbad.

Les eaux de Néris, Pfeffers, Gastein, Loesche, Baden, comptent, elles aussi, des succès.

Dans les cas de syphilis chez les scrofuleux, l'eau de Challes, bromo-iodurée, donnera d'excellents résultats. — La Bourboule.

Dans ces derniers temps, les observations se sont multipliées, pour prouver l'efficacité des eaux d'Aulus dans la maladie qui nous occupe.

Utérus (Maladies de l').

L'atonie utérine se rencontre chez les lymphatiques et les scrofuleuses; le tissu utérin, le col surtout, est pâle avec de petites plaques rouges disséminées; il a l'air d'être macéré dans les flueurs blanches qui le baignent; souvent ces flueurs blanches ont une odeur aigre désagréable. Cet état est toujours accompagné d'anémie. Chez les femmes déprimées, Cauterets (le Petit-Saint-Sauveur), Capvern; chez les femmes excitées, facilement excitables : Bagnères-de-Bigorre (le Foulon et le Salut), les Eaux-Chaudes, Saint-Nectaire et les douches d'acide carbonique; Saint-Alban, Pougues, Plombières, les eaux chlorurées-sodiques et les bains de mer seront de puissants modificateurs de cet état.

Métrite chronique. — Sous ce nom, nous comprenons un ensemble pathologique, qui est formé par l'engorgement du corps et du col, le catarrhe utérin et le catarrhe vaginal, les exulcérations et les ulcérations du col. Il y a d'autant moins d'inconvénients à réunir tous ces états, qu'ils se présentent souvent en même temps chez la femme, et qu'ils sont plus souvent l'expression d'une diathèse que d'une affection locale. Les diathèses, sous l'influence desquelles ces affections passent à l'état chronique et résistent souvent si longtemps à tout traitement, sont: les diathèses scrofuleuse, lymphatique, herpétique, rhumatismale, arthritique et chloro-anémique.

Les malades scrofuleuses et lymphatiques, lorsque l'engorgement prédomine, se trouveront bien de l'usage des chlorurées sodiques : Lamotte, Bourbonne, Niederbronn, Wiesbaden.

Si l'état catarrhal utérin ou vaginal domine chez des malades à fibres molles, déprimées, on choisira Cauterets (le petit Saint-Sauveur), Luchon, Amélie, Ax, Bagnoles, Saint-Sauveur.

Chez les femmes nerveuses, névropathes, il faut avoir recours aux eaux sédatives, et autant que possible en même temps aux sources ferrugineuses. Les sources qui remplissent ces indications sont les oligo-métallisées Néris, Luxeuil et ses sources ferro-manganésiques; Plombières et ses sources ferrugineuses et savonneuses; Saint-Laurent, Aix-en-Provence, Bains; ou bien les eaux sulfatées et bicarbonatées calciques ou mixtes : Bagnères-de-Bigorre et ses deux sources le Foulon, le Salut; Ussat, Foncaude. En résumé toutes ces sources offrent, soit par leur température, soit par leur minéralisation, tous les éléments d'une thérapeutique modérée, atténuée.

On ne doit pas oublier que les chlorurées sodiques font reparaître les flux normaux ou habituels, (règles, hémorrhoïdes), elles sont donc contre-indiquées dans toute tendance à l'hémorrhagie.

Dans ces cas, Vichy et ses douches d'acide carbonique, conviendront; s'il y a tendance à un état congestif, les eaux sulfatées calciques ou mixtes, Foncaude, Bagnères de Bigorre (le Salut), Encausse, Ussat.

Les arthritiques, les rhumatisantes sanguines, trouveront à Vichy tous les éléments de guérison : l'usage interne de l'eau, les bains, les douches et les injections d'acide carbonique, si puissantes contre les ulcérations.

A Royat, les arthritiques et les rhumatisantes anémiées et excitées, trouveront dans une médication atténuée bicarbonatée chlorurée, un soulagement prompt, dans les cas d'engorgement utérin, de catarrhe utérin ou vaginal. Les douches d'acide carbonique auront, comme à Vichy, une action promptement curative sur les ulcérations, et dissiperont rapidement les douleurs du ventre, de la région des reins, qui accompagnent ces états pathologiques de l'utérus.

Dans les engorgements chroniques passifs de l'utérus et du col, alors que le col est doublé, triplé de volume, qu'il présente une coloration blanche presque nacrée, qui pourrait le faire confondre avec le tissu lardacé, dont il se différencie cependant par la facilité avec laquelle il se laisse pénétrer par l'instrument tranchant (il *ne crie pas* sous le couteau), les eaux franchement résolutives seront d'autant plus sûrement indiquées, que cette altération ne se rencontre que chez les femmes fortement lymphatiques ou scrofuleuses.

On dirigera donc ces malades vers Bourbonne, Lamotte (engorgements utérins et ovariques), Niederbronn, Wiesbaden, Vichy, Vals.

Tumeurs utérines. — Les tumeurs fibreuses peuvent diminuer de volume et s'arrêter dans leur marche, sous l'influence des eaux minérales, même lorsqu'elles sont anciennes et très volumineuses; les petites tumeurs disparaissent. Les eaux indiquées en pareil cas sont Lamotte, Vichy chez les femmes sanguines; Vals chez les anémiées.

Notre expérience personnelle nous permet d'affirmer qu'à Royat, chez deux femmes rhumatisantes, profondément anémiées par des pertes fréquentes, des tumeurs fibreuses s'arrêtèrent dans leur développement, sous l'influence du traitement et du gaz acide carbonique; les ménorrhagies ne se présentèrent plus, et ces malades purent reprendre les occupations de leur vie ordinaire.

Les tumeurs ou les ulcérations cancéreuses contre-indiquent absolument les eaux minérales.

Les granulations du col guérissent rapidement par l'usage des eaux bicarbonatées mixtes. En Italie, les malades atteintes de granulations sont envoyées à Porretta.

Dans les déplacements utérins : Forges, Luxeuil, Jonas, Bourbon-l'Archambault, et même Plombières chez les névropathes.

Dans le cas de règles difficiles à venir : Uriage, qui excite puissamment la menstruation, sera prescrit (GERDY), à condition que le corps de l'utérus ne soit pas le siège d'un engorgement.

Les eaux de Balaruc sont absolument contre-indiquées dans le cas de métrite chronique (LE BREST).

Vessie (Maladies de la vessie et de l'urèthre).

1° *L'atonie de la vessie et des organes uropoiétiques* est liée presque toujours à un état d'anémie générale. On dirigera les malades irrités vers Forges, Evian (et ses deux sources ferrugineuses) ; Bussang, Orezza, Auteuil, Passy, viennent après.

Si à l'atonie se joint la constipation : Évian (source Guillot), Cransac, Carlsbad, Vittel, Contrexéville ; si l'atonie se présente chez des goutteux : Martigny, La Preste, Vichy et Vals. Si l'atonie vésicale se présente chez des déprimés : Cauterets (Mauhourat).

Dans l'atonie grave, s'il n'y a pas de symptômes inflammatoires des voies uropoiétiques : Les boues de Saint-Amand, de Dax.

2° *Algies vésicales et uréthrales* d'origine spinale, même avec gravelle urique ou phosphatique : Evian (source Cachat).

3° *Angiôme villeux* (de la vessie) avec hématurie : Cransac (sulfatée calcique ferrugineuse), dont la source basse est purgative, et la source ferrugineuse, tonique.

4° *Affections anciennes de la vessie* chez les anémiés : Cransac, source ferrugineuse.

5° *Blennorrhagie chronique :* Pougues, Saint-Léger, Aulus, Saint-Boes.

6° *Blennorrhée* : Aulus, chez les constipés; Pougues, Vichy, Vals, La Preste; chez les sujets où l'anémie est très accentuée : Vals (La Dominique), Cransac, Orezza, Bussang, Forges, Saint-Boes.

7° *Catarrhe vésical* indépendant de la stagnation d'urine ou d'un calcul : Martigny-lès-Bains (Vosges), sulfatées calciques.

Catarrhe avec cystite du col et épreintes : Evian.

Le catarrhe avec gravelle phosphatique est modifié par les sulfurées sodiques de La Preste qui agissent, et par leurs qualités chimiques, et par leur quantité.

Catarrhe très ancien avec gravelle urique : Wildungen, Saint-Boes.

Catarrhe muqueux ou muco-purulent : Contrexéville.

Catarrhe léger et récent : Pougues.

Catarrhe vésical lié à l'arthritisme : Capvern (Le Bouridé); chez les névropathes : Evian, Vals.

Vichy ne doit être conseillé que dans le catarrhe vésical simple, en l'absence de tout symptôme inflammatoire. Même, dans ce cas, les eaux bicarbonatées calcaires conviendront mieux.

Catarrhe vésical lié à l'herpétisme : La Poretta, Saint-Sauveur.

Dans les catarrhes vésicaux anciens atoniques, quand les symptômes inflammatoires ont disparu depuis longtemps, on conseillera avec avantage les boues de Dax, de Saint-Amand.

Catarrhe chez les rhumatisants, les goutteux, les sanguins, les congestionnés : Aulus.

8° *Calculs phosphatiques :* Saint-Léger.

Calculs uriques et oxaliques : Vals, Vichy, dont la forte minéralisation exige une extrême prudence; Saint-Alban, Pougues, Vic, Evian, Capvern, Contrexéville.

Si le calcul est accompagné de coliques néphrétiques et de dysurie : La Preste, Molitg, Olette, et enfin Contrexéville, Martigny et Vittel, qui agissent dynamiquement par une pression rénale, qui leur donne une force expultrice considérable (Mallez).

9° *Constipation opiniâtre* accompagnant les affections des reins, de la vessie; gravelle phosphatique, urique : Aulus, Montmirail (source Verte), Chatel-Guyon.

10° *Cystite chronique, du col* avec spasmes douloureux du col et des parties profondes de l'urèthre : Evian.

11° *Emission rare et faible de l'urine* chez les hypocondriaques, les congestionnés, les constipés : Chatel-Guyon, Aulus, Vittel (source purgative).

12° *Hypertrophie et induration des parois vésicales :* Saint-Amand.

13° *Hématurie* : Cransac, Forges-les-Eaux, Passy, Spa, Orezza; les eaux purgatives salines : Aulus, Chatel-Guyon, Rubinat, Birmenstorf, Hunyadi-Janos, Pullna, Montmirail.

14° *Névrose et névralgies rhumatismales* du col vésical et des parties profondes de l'urèthre : Néris, Evian.

15° *Parésie et paralysie de la vessie* : les boues de Dax, de Saint-Amand; Forges-les-Eaux, Evian (parésie), Capvern, Wildungen.

16° *Paralysie de la vessie avec atrophie musculaire :* Acqui et ses boues.

17° *Pollutions et pertes séminales,* liées à un état inflammatoire de la prostate, de l'urèthre : La Preste.

18° Les *dépôts purulents* de la vessie disparaissent rapidement par l'usage de l'eau de Vichy administrée avec une grande circonspection.

19° *Stagnation de l'urine* (muco-purulente dans la vessie) : Soultzmatt.

20° *Troubles des nerfs moteurs et sensitifs de la vessie :* Boues de Saint-Amand.

21° *Incontinence d'urine* chez l'enfant par relâchement du sphincter : Contrexéville. Notre expérience personnelle nous permet d'affirmer les bons effets de cette eau chez les lymphatiques dans cette maladie.

Chez l'adulte, par défaut de contraction du système musculaire : Contrexéville, Martigny, La Preste, Vals, Vichy, Vittel, Soultzmatt, bains de Dax, Saint-Amand, Acqui (les boues). Forges (Seine-Inférieure), Bussand.

22° *Urèthre* (rétrécissement de l').

Rétrécissements subinflammatoires : Martigny. Rétrécissements inflammatoires, accompagnés de cystite subaiguë ou chronique, légère, avec engorgement de la prostate : Contrexéville (grande source), La Preste, Soultzmatt.

Dans les affections de la vessie, de la prostate et de l'urèthre, on doit toujours tenir le ventre libre; s'il y a faiblesse, atonie, prostration, on doit choisir les laxatifs non débilitants : Brides, Saint-Gervais, Chatel-Guyon (dose laxative); s'il y a congestion générale, on choisira Chatel-Guyon (dose purgative); si on veut obtenir un effet purgatif complet : Montmirail (Vacqueyras). Aulus, très laxatif, fait expulser énergiquement les calculs, et doit être employé chez les pléthoriques, les gens facilement congestionnés.

CONCLUSIONS

Les eaux minérales offrent de nombreuses ressources et des applications très variées à la thérapeutique; en effet, si toutes les sources qui composent une famille hydrominérale, présentent la même caractéristique, à côté de ce caractère général, chacune d'elles s'affirme par son caractère particulier (le plus ou moins de thermalité, de minéralisation, la prédominance plus ou moins grande de tel ou tel sel); cela permet au thérapeutiste de choisir telle source pour répondre à la prédominance de tel symptôme de la maladie.

Mais la prescription et l'emploi des eaux dans les différentes affections morbides chroniques, demandent une extrême prudence et une profonde connaissance *de l'habitude* pathologique du malade.

Si les succès ont souvent dépassé toute attente, les revers sont venus décourager des praticiens qui croyaient avoir bien pesé toutes les considérations qui devaient les faire se prononcer. Lorsque la maladie est facile à constater, qu'elle présente un caractère net et tranché, qu'elle offre un certain degré de gravité, que les symptômes des affections concomitantes n'ont qu'une importance secondaire, que les diathèses sont évidentes, que la constitution du sujet est bien connue, alors les eaux fortement minéralisées, à thermalité dépassant la température du corps, seront prescrites, et donneront sûrement des résultats favorables; mais en est-il toujours ainsi? non certainement. Le praticien qui, après sa consultation, passe en revue, dans son souvenir, les maladies sur lesquelles il a eu à se prononcer, reconnaîtra, que pour trois ou quatre des sujets qu'il vient de voir et qui présentent une constitution bien franche, forte ou faible, une affection bien limitée, bien définie, il en est au moins dix dont la constitution est moyenne, dont les manifestations morbides sont moyennes; à constitution moyenne, à maladie de moyenne intensité, thérapeutique moyenne. Presque tous les malades, tout en venant chercher votre avis sur une maladie dont ils se plaignent, qui est leur objectif, présentent des lésions concomitantes, dont la constatation doit influencer la décision du médecin. Si la maladie principale existait seule, une station parfaitement caractérisée par un sel prédominant serait ordonnée, mais à cause de la présence des états secondaires, on est obligé de s'adresser à une médication *atténuée*. Des exemples feront comprendre notre pensée.

Un scrofuleux vient nous consulter; les chlorurées sodiques sont nettement indiquées; mais certains symptômes nous font redouter les effets des chlorures, il faut donc tempérer leur action; nous aurons recours alors aux chlorurées bicarbonatées : La Bourboule, où les effets reconstituants des chlorures qui produisent souvent de l'embarras gastrique, des vertiges, seront atténués par les bicarbonatées.

Vous avez à traiter un rhumatisant ou un dyspeptique arthritique; Vichy est indiqué, mais vous redoutez pour ce malade anémique l'effet fluidifiant des bicarbonates alcalins; vous atténuez la médication alcaline en envoyant le malade à une station bicarbonatée chlorurée, Royat, par exemple, où l'action reconstituante des chlorures viendra atténuer l'effet fluidifiant des bicarbonates alcalins sur le sang.

Il existe dans les Pyrénées une station où chaque année les effets heureux d'une médication atténuée se font sentir. Nous voulons parler des Eaux-Bonnes. C'est bien rarement que l'on dirige maintenant des phthisiques sur Luchon et Cauterets. Les médecins, témoins des accidents produits par les eaux sulfureuses sur les phthisiques, ont peu à peu abandonné leur usage.

A quoi tiennent ces succès incontestables des Eaux-Bonnes, obtenus sur les affections qui accompagnent ou qui compliquent la phthisie pulmonaire? Ce n'est pas à l'altitude, car si les Eaux-Bonnes sont à 790 mètres, Cauterets est à 907, Luchon à 323. Est-ce au rideau de hautes montagnes qui protègent cette station? Mais ce n'est pas ce rideau de montagnes qui empèche l'action excitante du soufre de produire des hémoptysies. Non, il les faut chercher, ces causes, dans la composition chimique. L'action excitante et altérante du soufre pendant le traitement, après le traitement, hyposthénisante, est atténuée par l'action reconstituante des chlorures que ces eaux contiennent en quantité notable par rapport aux stations sulfurées, ses voisines. De plus, les qualités toniques et sédatives de la chaux, qui s'y trouve sous forme de carbonate et de sulfate, atténuent les propriétés fluidifiantes et débilitantes de la soude. Ainsi aux Eaux-Bonnes, si les effets des acides différents s'atténuent entre eux, il en est de même des effets des bases entre elles.

Du reste, les esprits sont tendus vers les médications modérées, atténuées; à Néris, à Lœsche, les bains sont diminués de durée; au Mont-Dore et dans les autres stations, on recherche moins qu'on ne le faisait, les hautes températures; on tend plus à se rapprocher de la température normale du corps.

Dans l'emploi des produits pharmaceutiques ne voyons-nous pas les mêmes tendances? Le bromure de potassium est certes un médicament utile à notre époque; mais, à haute dose, il avait des inconvénients. On a cherché à atténuer ces inconvénients par l'emploi simultané des trois bromures.

Une dernière réflexion pour terminer : On a voulu comparer nos eaux minérales aux eaux minérales étrangères; nous n'avons pas à nous occuper de ces discussions; une seule chose nous est permise, le travail, pour soutenir l'élan admirable dont nous ont donné l'exemple les médecins des générations précédentes. Où en était l'hydrologie minérale française avant les travaux de Prunel, de Petit, de Patissier, de Duparc, de Filhol, de Fontan, de Boutron-Charlard, d'Herpin de Metz, de Durand-Fardel, de Lebret, d'Astrié, de Rotureau, de Pidoux, d'Ossian-Henry, des Bertrand, des Nivet, des Lecocq, des Lefort, etc., et s'il m'est permis à tous ces noms de joindre celui d'un travailleur modeste mais infatigable, de Choussy, mort à la peine.

Les discussions de la société d'hydrologie, les ouvrages si remarquables de Bazin, les leçons de Gubler, les expérimentations de Guéneau de Mussy, ont imprimé à ces travaux un essor que nous ne devons pas laisser se ralentir.

Les richesses contenues dans notre sol ne sont pas toutes connues; les connues ne sont pas toutes exploitées; nous ne citerons qu'une station : Chaudesaigues, dont la source principale émerge à + 88°; c'est à peine s'il s'y trouve un établissement, l'eau minérale sert aux habitants à se chauffer et à faire la cuisine; des industries particulières se servent de cette eau hyperthermale. Quels services ne pourraient pas rendre ces eaux, si elles étaient bien captées, et si le pays possédait un établissement complet! Que le labeur de chacun s'ajoute au travail de tous, apportons tous notre concours à l'œuvre commune, et bientôt les médecins français, rassemblant les documents venant de tous les coins de la France, pourront élever à la science un monument durable contre la grandeur duquel rien ne prévaudra.

BIBLIOGRAPHIE. — A. ROTUREAU, *Des principales eaux minérales de l'Europe*. — DURAND-FARDEL, *Eaux minérales et maladies chroniques*. — DURAND-FARDEL, LEBRET et LEFORT, *Dictionnaire des eaux minérales*. — Dr CHATEAU, *De l'asthme diathésique*. — Dr NICOLAS, *La Bourboule actuelle*. — HERPIN (de Metz), *Étude médicale scientifique, etc., sur les principales sources minérales de France, d'Angleterre et d'Allemagne*, 1855. — Dr PATISSIER et BOUTRON-CHARLARD, *Manuel des eaux minérales naturelles*. — FONTAN, *Recherches sur les eaux minérales des Pyrénées*, etc., Paris, 1853. — OSSIAN-HENRY, père et fils, *Traité pratique de l'analyse chimique des eaux minérales*. — LEFORT, *Traité de chimie hydrologique*, Paris, 1859. — PÉTREQUIN et SOCQUET, *Traité général pratique des eaux minérales de la France et de l'étranger*, Lyon, 1859. — BUIGNET, Art. EAUX MINÉRALES, CHIMIE (*Nouveau Dict. de méd. et de chir. pratiques*). — VERJON, *Eaux minérales. Thérapeutique* (*Nouveau Dict. de méd. et de chir. pratiques*). — RÉVEIL, *Rapport sur les eaux minérales artificielles*, 1862. — LECOCQ, *Eaux minérales du massif central de France*, etc., Paris, 1865. — GIGOT-SUARD, *Étude sur l'action de l'électricité dans les eaux minérales*, 1866. — GARRIGOU, *Sulfhydrométrie*, Paris, 1868. — GOIN, *Sur le caractère des eaux de table et des eaux médicinales*. — Dr EUGÈNE ROCHARD, *Eaux minérales dans les affections chirurgicales*. — Dr ROUBAUD, *Eaux minérales de France*. — Dr BOUCOMONT, *Eaux minérales d'Auvergne*. — LEPECQ DE LA CLOTURE. *Essai sur le mode d'action des eaux minérales*, Paris, 1833. — CHEVALIER et GOBLET *Recherches sur la présence de l'arsenic dans les eaux minérales.* — ARONSSOHN, *Traité sur les eaux minérales du duché de Nassau,* 1853. — PATISSIER, *Rapport sur le service médical des établissements thermaux en France.* — ASTRIÉ, *De la médication thermale sulfureuse.* — TAUPIER, *Des eaux minérales alcalines et acidules gazeuses.* — FABRE, *Étude sur les effets opposés des agents médicinaux,* etc., 1856-1857. — DESPLANS, *Des eaux minérales et sulfureuses et de leur emploi en thérapeutique,* Paris, 1857. — SCOUTETTEN (de Metz), *De l'électricité considérée comme cause principale de l'action des eaux minérales sur l'organisme,* Paris, 1864-1865. — FONTAN (Léopold), *Eaux sulfureuses naturelles, leurs principales applications thérapeutiques,* Paris, 1867. — *Rapports annuels au ministre de l'agriculture sur le service des eaux minérales de France par* MÉRAT, 1838, PATISSIER, 1839, OSSIAN-HENRY, 1846, BOURDON-ISIDORE, 1849, PATISSIER, 1854, GUÉRARD, 1856, 1857, 1858, 1859, 1860, TARDIEU, 1861, BOUCHARDAT, 1865, PIDOUX, 1866, GUÉRARD, 1867, BÉHIER 1868, etc., etc. DUMAS-AUBERGIER, *Eaux minérales de Saint-Nectaire.* — Dr A. PETIT, *Guide médical aux eaux de Royat.* — Dr DEBOUT D'ESTRÉES, *Seize années de pratique médicale à Contrexéville,* etc.

TABLE GÉNÉRALE

DES MATIÈRES

PREMIÈRE PARTIE

DEUXIÈME PARTIE

TROISIÈME PARTIE

QUATRIÈME PARTIE

CINQUIÈME PARTIE

INDEX

DES STATIONS MINÉRALES ET MARITIMES

INDEX

DES MALADIES

BOURLOTON. — Imprimeries réunies, B.

DICTIONNAIRE

DE

THÉRAPEUTIQUE

DE MATIÈRE MÉDICALE, DE PHARMACOLOGIE

DE TOXICOLOGIE ET DES EAUX MINÉRALES

PAR

DUJARDIN-BEAUMETZ

Membre de l'Académie de médecine et du Conseil d'hygiène et de salubrité de la Seine, médecin de l'hôpital Cochin.

HUITIÈME FASCICULE

Petit in-8° de 180 pages avec figures dans le texte

PRIX : 5 francs

Le tome 1er (fascicules 1 à 5) forme un beau volume de 900 pages, imprimé à deux colonnes, avec 250 figures dans le texte.................................... 25 fr.

Le *Dictionnaire de thérapeutique* sera complet en 3 volumes. Chaque volume est formé par cinq fascicules qui paraissent très régulièrement de 3 mois en 3 mois.

TRAITÉ ÉLÉMENTAIRE

ET PRATIQUE

D'ÉLECTRICITÉ

MÉDICALE

PAR LE DOCTEUR

G. BARDET

PRÉCÉDÉ D'UNE PRÉFACE

De M. C.-M. GARIEL

Membre de l'Académie de médecine, professeur agrégé
de physique médicale à la Faculté de médecine de Paris, etc.

UN BEAU VOLUME IN-8° DE 645 PAGES

AVEC 234 FIGURES DANS LE TEXTE

Prix : 10 francs.

TRAITÉ

DES

FIÈVRES PALUSTRES

AVEC

La Description des Microbes du Paludisme

PAR

A. LAVERAN

MÉDECIN-MAJOR DE PREMIÈRE CLASSE

PROFESSEUR

A L'ÉCOLE DE MÉDECINE MILITAIRE DU VAL-DE-GRACE

Un volume in-8° de 550 pages

AVEC FIGURES DANS LE TEXTE

Prix : 10 francs

TRAITÉ

DES

MALADIES DES YEUX

PAR

CH. ABADIE

ANCIEN INTERNE DES HOPITAUX DE PARIS, PROFESSEUR LIBRE D'OPHTHALMOLOGIE

DEUXIÈME ÉDITION

REVUE ET AUGMENTÉE

Deux volumes grand in-8° de 500 pages chacun

Prix : 20 francs

BOURLOTON. — Imprimeries réunies, B.

www.ingramcontent.com/pod-product-compliance
Ingram Content Group UK Ltd.
Pitfield, Milton Keynes, MK11 3LW, UK
UKHW012201240726
13966UKWH00002B/497